Existe VIDA além da DOR

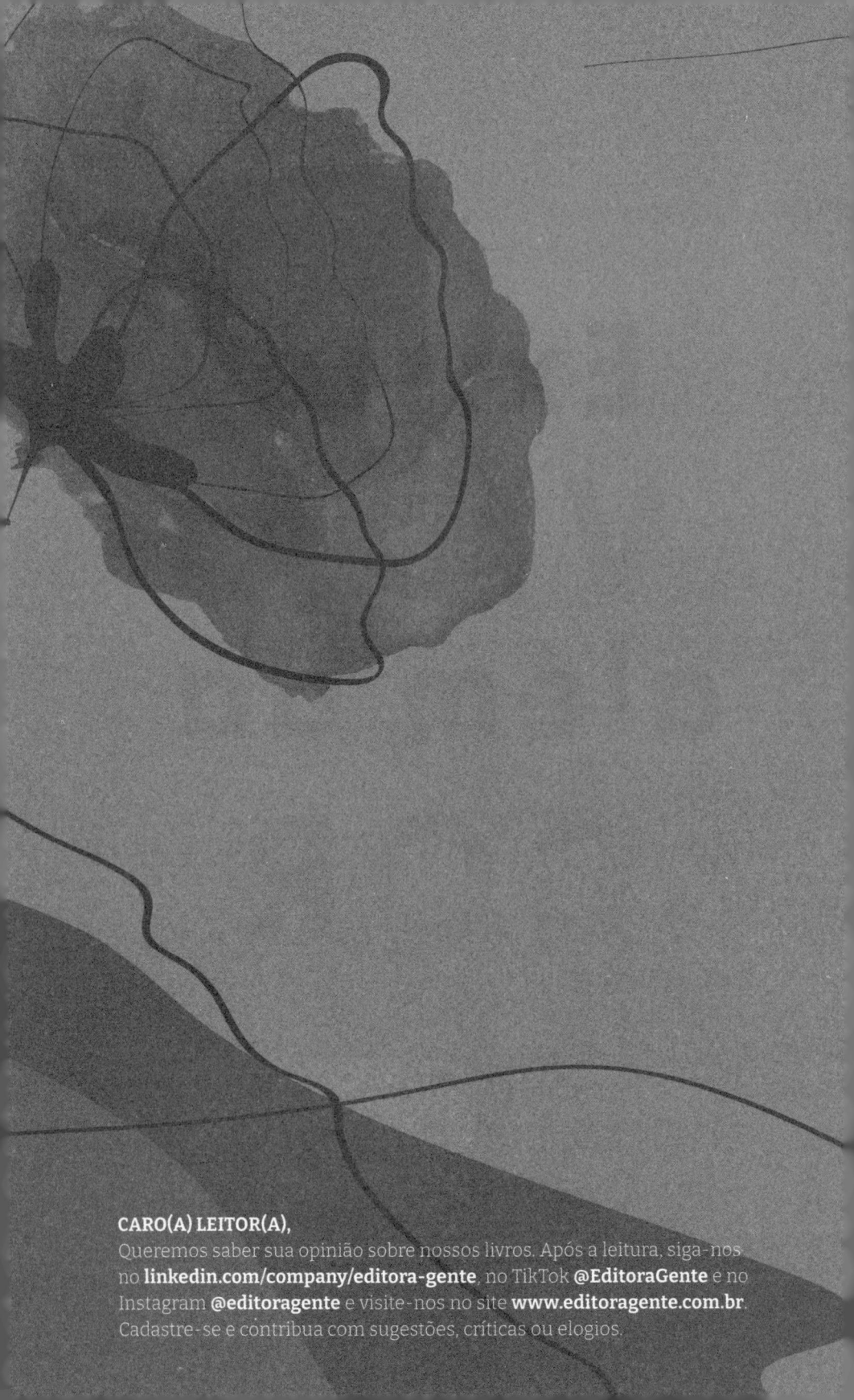

DRA. AMELIE FALCONI

Existe VIDA além da DOR

Descubra o caminho para
uma vida com mais saúde
e menos dor

Gente
AUTORIDADE

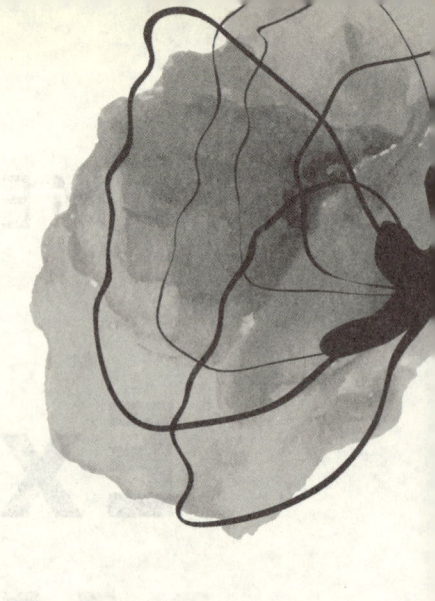

Diretora
Rosely Boschini

Gerente Editorial
Franciane Batagin Ribeiro

Assistente Editorial
Larissa Robbi Ribeiro

Produção Gráfica
Fábio Esteves

Preparação
Amanda Oliveira

Capa
Marcela Badolatto

Projeto Gráfico e Diagramação
Plinio Ricca

Revisão
Giulia Molina
Elisabete Franczak

Ilustrações de miolo
Iasmin Sindeaux

Impressão
Gráfica Assahi

Dados Internacionais de Catalogação na Publicação (CIP)
Angélica Ilacqua CRB-8/7057

Falconi, Amelie
   Existe vida além da dor : descubra o caminho para uma vida com mais saúde e
menos dor / Amelie Falconi. - São Paulo : Gente Autoridade, 2023.
192 p.

ISBN 978-65-88523-67-4

1. Saúde 2. Dor crônica I. Título

23-1764   CDD 616.0472

Índice para catálogo sistemático:
1. Saúde – Dor crônica

NOTA DA PUBLISHER

Acredito que um dos maiores problemas de quem sofre com dor crônica, além da dor em si, é ter que lidar com as repercussões que ela traz para a vida – são noites mal dormidas, ausência em eventos importantes, dificuldade de locomoção, vontade de se isolar e os prejuízos vão muito além, pois refletem os relacionamentos e a vida profissional. Ser portador de dor crônica ou conviver com um não é tarefa fácil, mas nem tudo está perdido.

Amelie Falconi, médica especialista em dor crônica, traz neste livro um presente para você, caro leitor. Aqui você poderá compreender um pouco melhor sobre o que é a dor crônica e qual é o passo a passo que você precisa fazer para mudar a sua vida ou a de quem você mais ama. A intenção dela, aqui, é não apenas desmistificar o tema, como também torná-lo mais acessível para todos. Quando conheci Amelie, em nosso grupo de Imersão Best-Seller, foi um alívio saber que uma profissional tão qualificada poderia trazer um conteúdo tão rico para um livro que transformaria vidas.

Com simplicidade, empatia e uma pitada de humor, Amelie apresentará uma proposta de mudança de vida e de hábitos. Como o próprio nome já diz, a proposta dela é que você tenha certeza de que existe, sim, vida além da dor. E aqui você saberá como conseguir os resultados. Aproveite, viva essa jornada e espero que você goste tanto do conteúdo quanto eu gostei.

Boa leitura!

Rosely Boschini
CEO e Publisher da Editora Gente

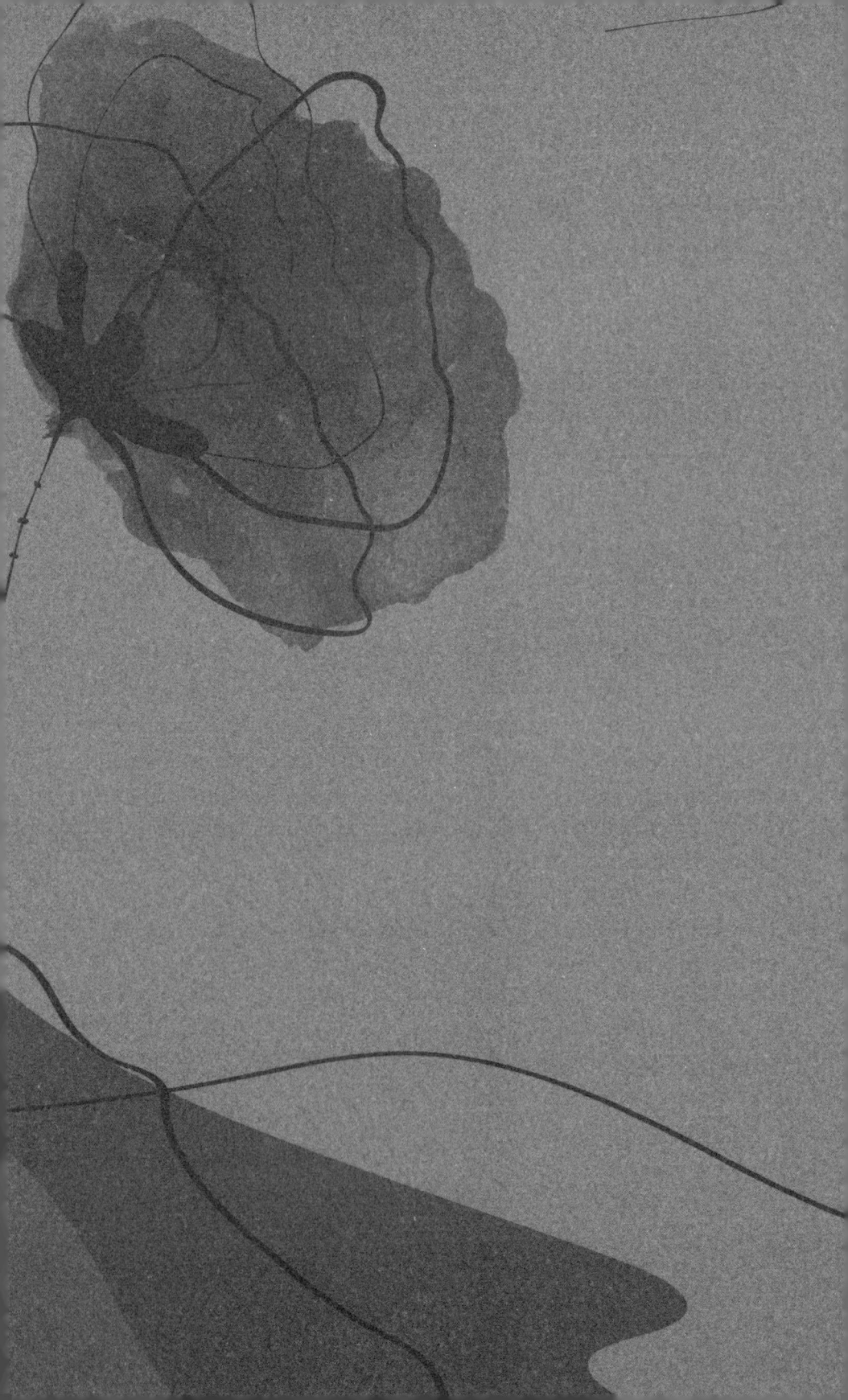

Dedico este livro à Vó Artlette, que com a sua dor me possibilitou aliviar a dor de tantas outras pessoas. Dedico também a cada professor que tive nesta vida. Assim como dedico aos meus pacientes, grandes professores que me ensinam e me inspiram diariamente.

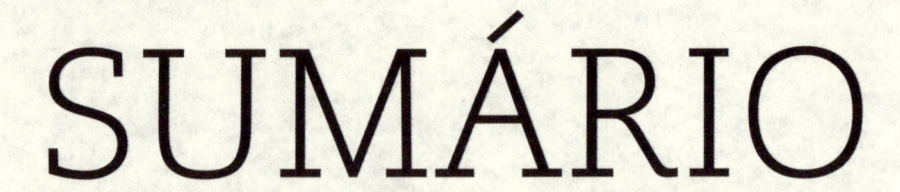

SUMÁRIO

PREFÁCIO

QUASE PERDI O FÔLEGO!

Quando a dra. Amelie Falconi convidou-me para fazer o prefácio do seu livro *Existe vida além da dor* – que, espero, seja o primeiro de muitos –, li-o de uma tacada só! E fiquei maravilhado com a didática da minha ex-aluna: com muitas metáforas, exemplos de pacientes atendidos e informações simples e de fácil entendimento, ela nos ensina tanta coisa que me ficou um gostinho de "quero mais".

Com sólida formação acadêmica, título de especialista em anestesiologia pela Sociedade Brasileira de Anestesiologia e especialista e medicina da dor pela Santa Casa de Misericórdia de São Paulo, a dra. Amelie é uma autoridade no assunto, deixando-a em posição privilegiada para nos ensinar, e muito, sobre dores crônicas.

E que professora tornou-se a dra. Amelie! Quanta empatia, genuíno interesse (termo tão relevante para nós, médicos) e bondade essa jovem médica nos entrega neste livro de muito saber e que poderá mudar a vida de muitas pessoas (e seus familiares) que sofrem com dores crônicas.

Conheci a dra. Amelie nos corredores da nossa querida Universidade Federal de Juiz de Fora (UFJF). Em certa ocasião ela coordenava a "Liga do Trauma" (que sempre foi a minha liga de preferência), na qual eu ministraria uma "aula teatral". Naquela época, ainda estudante de Medicina, ela mostrava capacidade de liderança, vontade de criação e de construir novas visões, características essas que, no futuro, impactariam positivamente o viver de muitas pessoas que sofrem horrores com as dores, sobretudo se contínuas e dadas como "intratáveis".

Aliás, devo ressaltar que o sintoma "Dor" (em maiúsculo) é a principal queixa em todas as especialidades médicas, o que faz dessa abordagem um assunto não só de interesse da população, mas também (e principalmente) dos médicos, os primeiros profissionais que atendem essas pessoas.

Eu que o diga, sendo cardiologista e geriatra e tendo que lidar diariamente com a dor (dentre as múltiplas queixas que recebo do mesmo paciente em uma só consulta médica). É preciso sapiência nesse assunto!

A dra. Amelie é muito feliz ao afirmar que a abordagem das dores crônicas não passa apenas e tão somente pela prescrição de analgésicos, anti-inflamatórios e outros medicamentos (seguindo a escala terapêutica de dor): a visão é maior, é rica e de amplo alcance, tem também a ver com qualidade do sono, atividades físicas (isoladamente a principal arma no combate às dores, sobretudo as crônicas, alvo principal deste tão útil livro), a abordagem intermultidisciplinar (contando com outros profissionais-chaves nesse momento, como os da fisioterapia, nutrição, o educador físico e o profissional de saúde mental) e, sobretudo, com a mudança do estilo de vida.

Através de casos clínicos do cotidiano, ela ensina, instrui, dá alento e proporciona esperança para as pessoas ao nos dizer que dor crônica não é dor intratável e que é preciso dar o primeiro passo em busca do terapêutica possível, com dedicação, persistência e mudanças de hábitos.

Estou certo de que este livro ajudará muitas pessoas a encontrarem um caminho para saírem do pântano que se transformou as vidas dos que sofrem com dores crônicas, uma área tão sensível quanto dramática, e assim poderem assumir o protagonismo das suas existências e tornarem-se senhores e senhoras dos seus destinos, com qualidade de vida, felicidade e alegria.

Prof. Neif Musse
Cardiologista (CFM e SBC)
Geriatra (CFM e SBGG)
@drfneifmusse

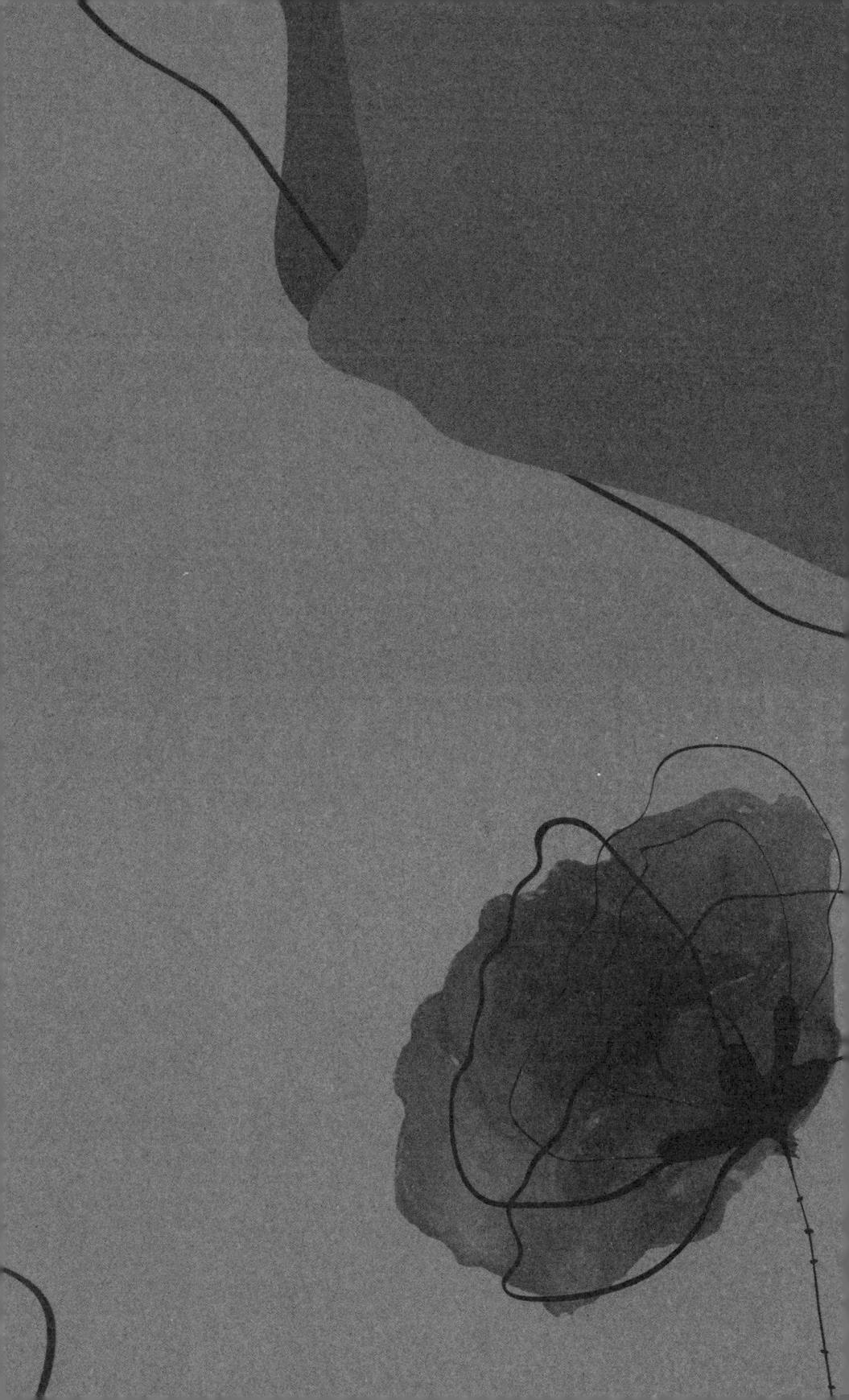

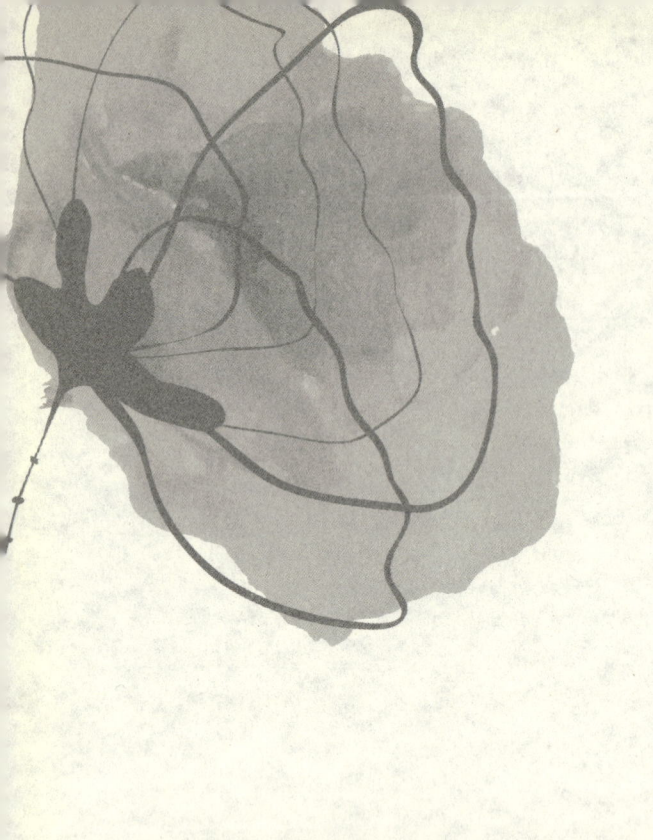

APRESENTAÇÃO

Não é fácil falar sobre dor. A ensaísta e professora de literatura Elaine Scarry escreveu um livro inteiro sobre o enorme desafio que é expressar a dor que sentimos: a impressão é de que as palavras não bastam. Segundo ela, a experiência dolorosa destrói a linguagem. Por outro lado, Scarry sustenta que quando a dor finalmente encontra uma voz, ela começa a contar uma história.

O grande mérito da dra. Amelie Falconi com este livro é justamente conseguir dar voz à dor. Para ser mais preciso: esta obra dá voz à experiência de quem convive com dor. E essa experiência, a história contada por essa voz, nos mostra o que existe para além dos sintomas, o que ultrapassa os diagnósticos específicos, os recursos de tratamento: o nome do livro já deixa claro o maior tesouro que este livro oferece a seus leitores; ele torna evidente o fato de que, sim, *existe vida além da dor*.

A convivência com a dor costuma dificultar muitas áreas da vida de quem a sofre, principalmente quando ela perdura por um longo tempo. Diante de tantos incômodos e limitações, é muito natural que busquemos alternativas para tentar eliminar o problema. E quanto mais rápido, melhor! A princípio, essa busca não está exatamente errada: se há algo que nos incomoda, é compreensível agirmos para eliminar esse desconforto e evitar maior sofrimento. No entanto, é necessário levarmos em conta que a tentativa de acabar com a dor crônica a qualquer custo traz um risco importante: esquecermos de que o alívio da dor é um meio, não um fim.

Pense bem: ficar sem dor não reflete a totalidade dos sonhos das pessoas. Queremos conexão com as pessoas que amamos, aproveitar a vida, cuidar de nossos filhos, netos, pais, avós. Queremos fazer boas escolhas, nos sentirmos competentes e produtivos. Desejamos nos divertir. E se formos aprofundar essa conversa, perceberemos que os objetivos de cada pessoa com dor se tornam muito singulares, porque reflete suas preferências. Os sonhos, valores e desejos próprios de sua existência.

E, neste aspecto, a obra da dra. Amelie também presta um serviço enorme: ela nos ajuda a voltarmos a nossa atenção para o que realmente é mais importante, ela nos lembra que o verdadeiro protagonista deste livro é você. Ou melhor, somos nós: Guilherme, Maria Antonia, João, Sophia, eu e tantos outros.

A própria Amelie é narradora e personagem em seu livro. Não poderia ser de outra forma. Essa obra não é composta apenas de informações, dados e conhecimento teórico e técnico. Tão importante quanto estes é a experiência da dra. Amelie, por exemplo, quando ela compartilha conosco vivências que teve na sua formação como médica anestesista e especialista em dor. Ou as histórias, os relatos, as vivências que vai colecionando na sua atuação profissional diária, nos inúmeros atendimentos que realiza a pessoas com dores crônicas. Para além disso, conhecemos algumas de suas experiências pessoais, no papel de paciente, lidando com a Síndrome da Hipermobilidade, ou no papel de familiar, nos cuidados com a dor após a herpes-zóster de sua avó.

É reconfortante para nós, leitores, lembrarmos que a autora, para além da ser uma representante da classe médica, é uma pessoa de carne, osso, emoções, pensamentos, conquistas, frustrações, sonhos... Seres humanos se conectam com outros seres humanos. Acredito que esse deveria ser o princípio básico em toda e qualquer conduta na área da saúde.

Comecei afirmando que este livro dá voz à dor, mas não é só isso que ele faz. Ele também a torna visível. Um dos maiores desafios de quem convive com a dor por muito tempo se relaciona à invisibilidade de grande parte dessa experiência. Quando olhamos para alguém, é praticamente impossível termos certeza sobre o que exatamente ela está sentindo. A pessoa com dor muitas vezes se sente como se ninguém fosse capaz de compreender realmente o que ela está vivenciando.

Dar voz à dor e torná-la visível são os pontos de partida que a dra. Amelie escolhe para nos mostrar que existe um caminho a ser percorrido para viver melhor. E viver melhor, para este livro, significa se libertar da prisão da dor. Essa libertação começa com uma palavra polêmica: aceitação – não no sentido de resignação, como se não houvesse mais nada a fazer. Pelo contrário: a aceitação proposta por Amelie envolve considerar que há muito a se fazer a partir do momento em que escolhemos lidar com a dor de maneira ativa, como verdadeiros protagonistas desta história. O oposto dessa atitude é a negação – fingir que não está acontecendo nada, mentirmos para nós mesmos. Então, o primeiro passo desse caminho envolve uma correção de rota.

A dra. Amelie não propõe uma solução mágica que resolveria a dor rapidamente e sem o menor esforço. Sabe por quê? Porque qualquer profissional de saúde que atua de maneira consciente e atenta sabe que, nas dores crônicas, esta solução praticamente não existe. Como há diversos fatores que se interrelacionam de maneira complexa na experiência dolorosa, a proposta é a promoção de um cuidado integral, que envolve várias áreas da vida e diferentes estratégias médicas.

Aqui há outro ponto forte do livro: para este cuidado integral, o conhecimento se torna a principal ferramenta. E o conhecimento puramente teórico não é o suficiente. É essencial conhecer o próprio corpo. Já falamos por aqui sobre protagonismo. Pois é: este livro te ensinará como trilhar um caminho que faça sentido para você, levando em consideração seu contexto de vida, seu próprio corpo, suas expectativas, suas limitações e seus sonhos.

Não quero dar spoiler, mas já adianto que, ao longo do livro, você terá acesso a dicas valiosíssimas em relação a estratégias embasadas cientificamente e acessíveis, que podem colaborar imensamente na promoção de uma vida valiosa para além da dor. Tais estratégias envolvem cuidados em relação a alimentação, sono, descanso, aspectos emocionais e cognitivos, hábitos de vida... Há até a menção de uma tal pílula mágica, que pode melhorar significativamente a condição de saúde de quem a toma. Estou me segurando para não dar spoiler – se ficou curioso, siga a leitura para encontrar a sua "prescrição".

A última grande preciosidade que eu aponto deste livro é a de te ajudar a ver que você não está sozinho nessa jornada. É muito frequente pessoas com dores crônicas se sentirem isoladas, como se estivessem vivendo uma realidade paralela, pouco compreendida pelas demais pessoas. Nesta obra, é como se a todo o momento a dra. Amelie estivesse nos dizendo "Eu te ouço, te compreendo, estou aqui contigo".

Amelie não só nos escuta, mas nos faz um convite. Há um chamado que se estende por todo o livro: resgatarmos nosso protagonismo, promovermos nosso cuidado de maneira atenta e consciente, levando em consideração nossas necessidades e objetivos de vida. Se você convive com dor há um tempo, ou se conhece alguém nessa condição e quer ajudar, ou se o tema te interessa, recomendo fortemente a leitura desta obra. Há inúmeras preciosidades na obra que com certeza te indicarão um caminho seguro na direção de uma vida além da dor.

José Luiz Siqueira
Psicológo Clínico
@zesiqueira

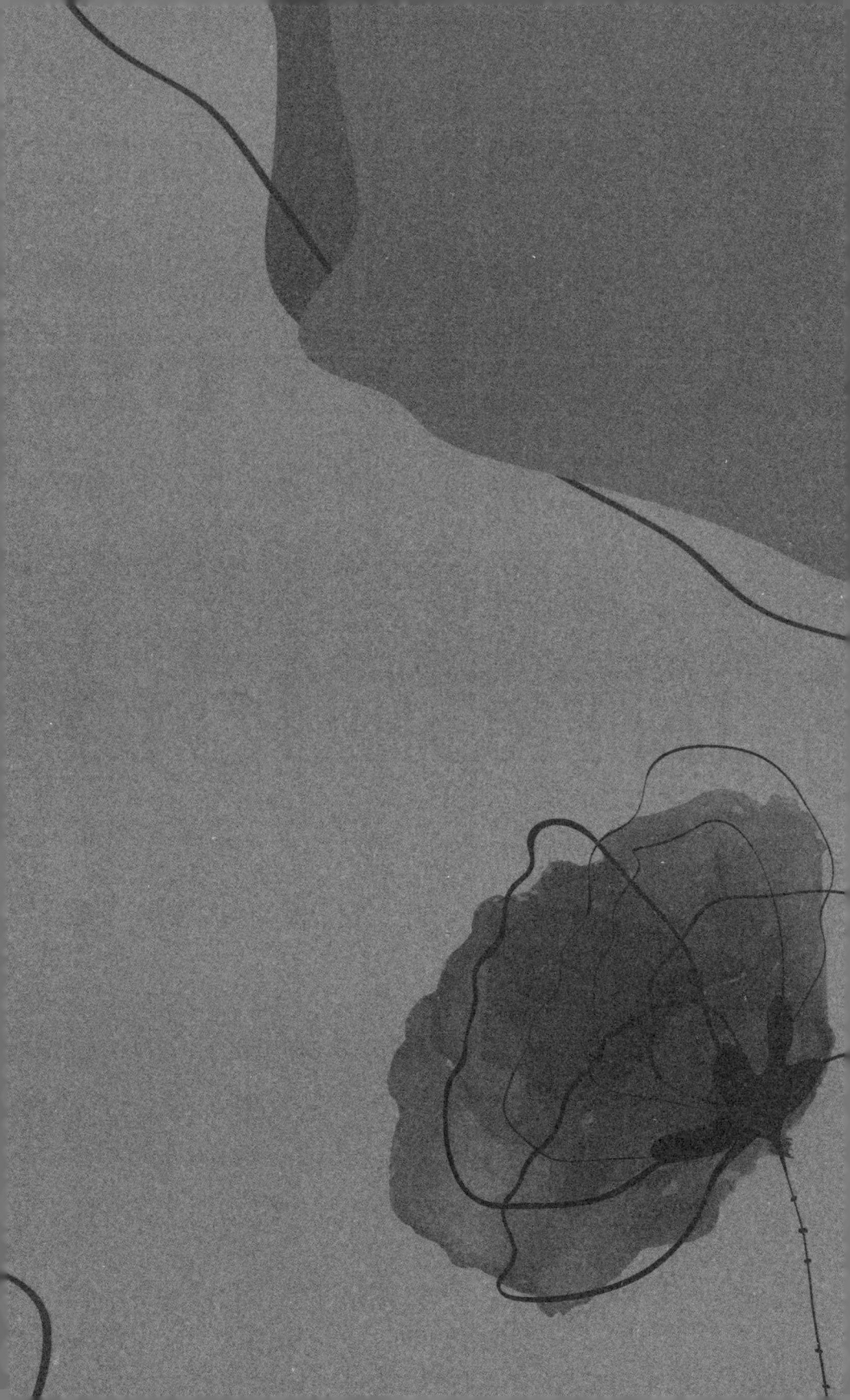

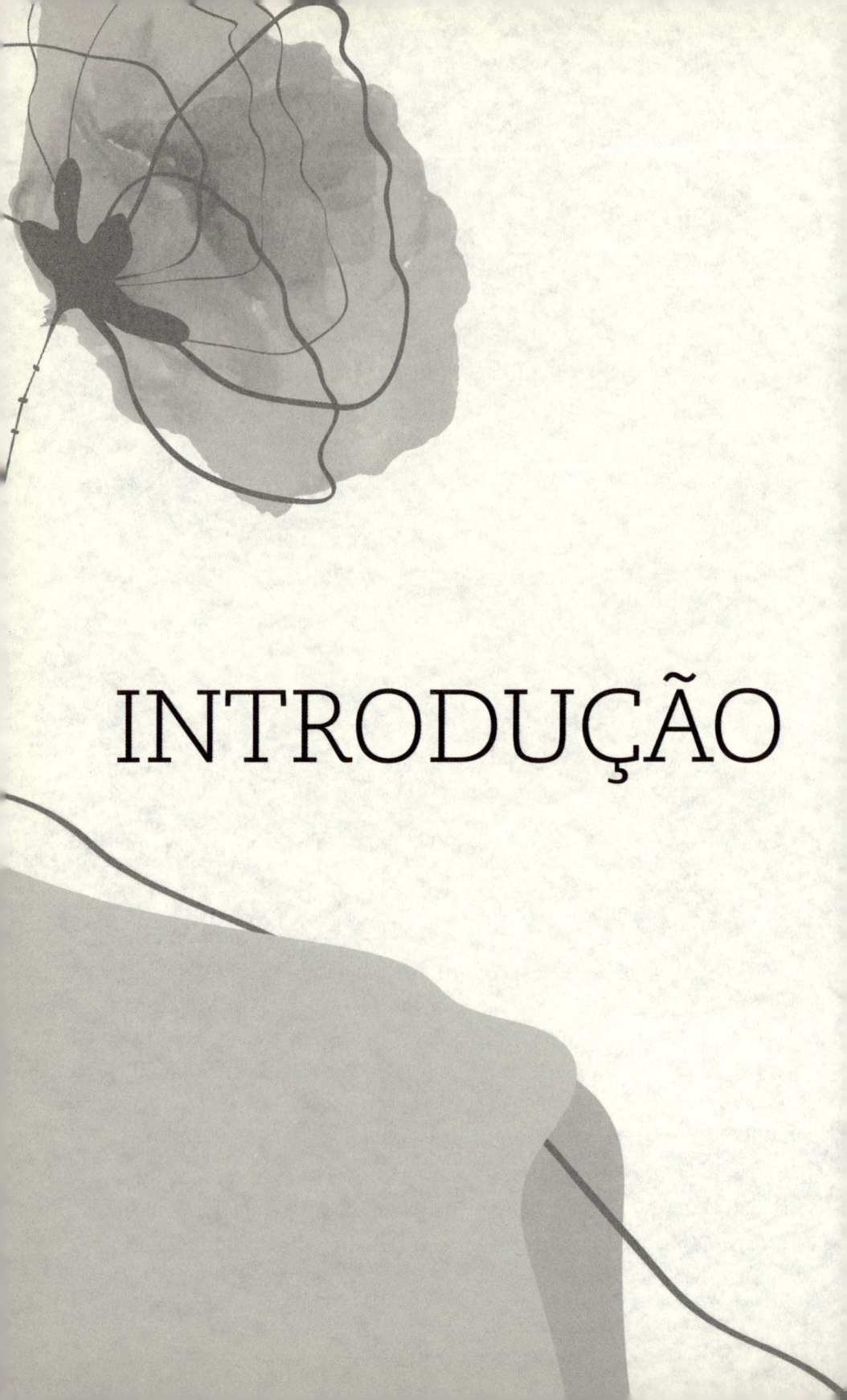

INTRODUÇÃO

SE VOCÊ ESTÁ AQUI É PORQUE DÓI

Se está com este livro aberto, provavelmente se encaixa em alguma das quatro situações a seguir: você tem dor crônica; conhece alguém querido com dor crônica; ainda não tem dor, mas morre de medo de sentir; ou, na melhor das hipóteses, não se encaixa nas três primeiras situações porque é um profissional de saúde que lida com indivíduos e suas dores. Caso tenha se identificado com alguma dessas situações, tenho algo a dizer: este livro foi pensado para ajudar você!

Tenho uma informação reveladora para compartilhar com você, após muitos anos escutando milhares de pessoas que sofrem com dores. Em meus atendimentos, sempre pergunto logo no início como posso ajudar e por qual motivo aquela pessoa me procurou. A grande maioria das respostas, de maneira imediata, não fala que é para ajudar no alívio das dores. O grande desejo de quem vai atrás de um tratamento para dor crônica sempre está relacionado à recuperação de algo que elas perderam em decorrência desse mal.

Vamos entender um pouco melhor?

Muitas vezes, o grande problema de quem sofre com dor crônica é viver com as repercussões que esse incômodo causa na vida de uma pessoa. Essas consequências, sim, são o grande vilão da história. Aqui, apresento alguns exemplos:

Vivian, uma portadora de dor crônica, demorou para conseguir engravidar. Com o sonho de ser mãe realizado, ela começou a apresentar um quadro de dor lombar que se agravou ao longo dos anos. Ela me procurou com o sonho de conseguir brincar com o filho, visto que a dor a atrapalhava, impendindo-a de ficar sentada no chão. Vivian se culpava diariamente por não conseguir ter momentos descontraídos com o filho.

Também Antônio, que cresceu seguindo seu sonho: jogar futebol. Ele até conseguiu uma boa oportunidade fora do país, mas teve a carreira destruída depois de machucar o joelho. Não bastasse a interrupção prematura do seu sonho, ele convivia diariamente com a dor, uma lembrança insistente do que poderia ter sido a sua vida, com as dores no joelho o perseguindo todos os dias e não o deixando esquecer do seu passado.

Ou Maria Antônia, uma menina de 10 anos que me procurou para ajudá-la a andar. Muito cedo foi diagnosticada com um tipo de tumor ósseo e necessitou passar por uma amputação da perna. A dor apareceu após a cura do câncer, no momento em que começou a fazer o preparo para a prótese. Crianças que convivem com doenças amadurecem mais cedo e muitas vezes apresentam um vasto conhecimento sobre o próprio quadro de saúde, igual nós, adultos. Ela me disse na consulta "Tia, posso chamar você de 'tia'? Acho que estou com dor crônica da amputação, aquela do membro fantasma".

Mas o que é, afinal, a dor crônica? E como ela aparece na nossa vida?

A dor crônica é uma doença invisível, são dores que perduram por um período longo, cuja causa – conhecida ou não – nem sempre é visualizada em um exame de imagem. Mas não é porque ninguém vê que ela não existe!

Tudo começa com uma dorzinha que se arrasta durante um tempo, assim como quem não quer nada. No início, ela não incomoda tanto, mas vai se intensificando e tomando conta do corpo sem você perceber. Quando você se dá conta, os remédios de sempre já não a aliviam e a situação se transforma em uma bola de neve.

Quanto mais o tempo passa, mais a questão se agrava, a dor vai crescendo sem se fazer perceber e você só se dá conta quando ela está gigante. Assim como uma reação em cadeia, a pequena dor aumentou e agora está interferindo em todos os aspectos da sua vida.

Quando menos espera, você percebe que está deixando de realizar atividades de lazer, como cinema, viagens e esportes. Ou então que tem deixado de participar da dinâmica familiar porque se sente prostrado e está sem vontade de se movimentar. É possível também que você tenha reduzido sua produtividade no trabalho ou nos estudos, que passe boa parte do tempo cansado e com sono, pois a dor o impede de dormir bem. Sentir-se deprimido, ansioso e com os nervos à flor da pele também são sintomas comuns para quem sofre de dor crônica.

A verdade é uma só: somente quem tem dor sabe o quanto perdeu da vida em decorrência dessa questão e de todas as limitações provocadas por ela. Para ilustrar como funciona a dor no dia a dia de alguém, convido você a apontar a câmera do celular para o QR Code (ou acessar o link) indicado a seguir para assistir a um vídeo sobre o tema. Não deixe de fazê-lo, esse será um ponto de partida importante para nós.

Aponte a câmera do celular para o QR Code ao lado e acesse o conteúdo.

https://www.instagram.com/reel/Cb7cn-fDiOC/

No vídeo, a professora Tamar Pincus relata sua interpretação da pesquisa sobre Terapia de Aceitação e Compromisso para dor crônica. Ela conta que levou muito tempo para entender que aceitação não era o mesmo que desistência ou perda de esperança, em vez disso, passou a ver essa atitude como uma decisão consciente de se envolver completamente com a vida, inclusive com a própria dor. Ela afirma ainda que existem muitas evidências científicas por trás dessa abordagem.

Esse vídeo me lembra uma frase atribuída a Frida Kahlo, exímia artista mexicana do século XX, também portadora de dor crônica: "A dor é parte da vida e pode se tornar a própria vida"[1]. Concordo tanto com ela! Observo no meu dia a dia que os portadores de dor crônica que "aceitam" essa dor como uma doença que merece avaliação e tratamento conseguem melhores resultados no tratamento do que aqueles que insitem em negar atenção e autocuidado. São pessoas que escolheram não se deixar dominar pelo sofrimento físico.

Aceitar a dor não significa não tratá-la!

"NUNCA PENSEI QUE EU MESMA PUDESSE AUXILIAR NO TRATAMENTO DA MINHA DOR! VOCÊ É REVOLUCIONÁRIA."

Recebi essa mensagem enquanto revisava esta introdução. Ela chegou em um momento oportuno e ilustra os inúmeros feedbacks que recebo frequentemente de quem passa por meu consultório. Muitos são de pessoas que passaram por inúmeros profissionais de saúde, sem sucesso, e só melhoraram após aceitarem seguir com a minha abordagem. Mas, acredite, minhas prescrições não apresentam nada milagroso nem de outro mundo. Aliás, na maioria das vezes eu prescrevo remédios que já foram passados anteriormente por outros colegas especialistas. Qual é o diferencial, então? São as orientações. Principalmente **como** elas são passadas pelo profissional.

Orientações corretas e bem transmitidas são como ouro e, para exemplificar melhor a importância de uma abordagem médica cuidadosa com alguém que possui dor crônica, gostaria de reivindicar o direito de alterar a famigerada expressão *no pain, no gain* ("sem dor, sem ganho", em português). Para nós que cuidamos de quem tem algum tipo de dor por repetição, gosto de falar *know pain, we gain.* "Know", em inglês, refere-se ao

---

1 32 FRASES de Frida Kahlo repletas de dor, poder e amor. **Frases do Bem**, [*s.l.*], 2023. Disponível em: https://www.frasesdobem.com.br/frases-de-frida-kahlo. Acesso em: 28 fev. 2023.

conhecimento, ao saber, ou seja, quando você é orientado adequadamente sobre sua dor e compreende os mecanismos de seu corpo, você entende a importância de aderir ao meu método. É uma relação ganha-ganha, tanto para mim quanto para você. Aliás, você sabia que a literatura científica afirma que a orientação adequada ao portador da dor crônica é um dos pontos importantes do tratamento? É isso mesmo! A orientação é um dos passos mais importantes para que essa questão seja bem trabalhada, mas iremos voltar a falar sobre tudo isso mais adiante.

Você já reparou que evito usar a palavra "paciente"? Acredite, essa palavra não serve para definir quem tem dor crônica. Ela pode até atrapalhar no delicado processo de descoberta, avaliação e acompanhamento da dor. Vamos comparar esse tratamento com um filme para que você possa entender melhor a relação paciente-dor crônica.

A nossa jornada em busca do alívio das dores ocorrerá do lado de fora dos consultórios, hospitais e clínicas de reabilitação. Já conhecemos nosso cenário, então vamos conhecer nosso elenco.

Aqui, o protagonista, o personagem principal de qualquer obra, é você. A sua vida é o foco da nossa narrativa, então é a partir da sua perspectiva que se desenrola o conflito da história, ou seja, o desenvolvimento e a manutenção da dor crônica, as limitações que esse mal provoca e os seus objetivos de vida. É por esse ponto de vista que se define o que acontece durante o enredo/tratamento.

Durante muito tempo, e principalmente em outras especialidades, o paciente era o ator coadjuvante no próprio processo de cura. Porém, no contexto do tratamento da dor, a relação profissional de saúde-paciente deve ser diferente. O coadjuvante é o personagem que auxilia no desenvolvimento da história, isto é, nesse momento, nós, profissionais de saúde, cumpriremos esse papel! Seremos os facilitadores, os parceiros, o porto seguro durante toda a jornada, e aliviaremos várias vezes o seu fardo durante o caminho. E é justamente por isso que, em vez de utilizar o termo "paciente", na maioria das vezes falarei sobre portador de dor crônica, expressão que define a pessoa que carrega esse fardo.

A palavra paciente, por si só, já diz respeito a passividade, relativo a quem espera, aguarda por algo. No caso da dor crônica, precisamos que você seja parte ativa e torne-se protagonista dessa história. Por isso, tenho um recado muito importante: não espere soluções passivas durante essa jornada. Eu não quero que você seja um espectador durante o seu tratamento. O espectador assiste confortavelmente a uma cena, sem participar ativamente, ele escolhe não fazer nada, e isso não deve acontecer no tratamento da dor crônica.

O espectador é paciente, mas você, não! Decida ser o protagonista a partir de agora!

QUEM SOU EU PARA FALAR DA SUA DOR?

Eu sei o que você sente, já vivi isso. Sou portadora da síndrome da hipermobilidade, que pode causar dores crônicas, como foi o meu caso. Além disso, pessoas próximas a mim também vivem ou viveram a experiência da dor e lidaram com as limitações por ela causadas. Estar rodeada de dor foi um dos motivos que me levaram a me especializar no assunto.

Terminado o ciclo inicial de Medicina, busquei na especialização em anestesia uma maneira de aliviar a dor alheia e, um mês após passar na residência de anestesiologia, eu recebi uma ligação preocupante. Minha avó, que morava no interior de Minas Gerais, estava com uma dor intensa após uma infecção por herpes-zóster. O médico da cidade informou que era uma dor de difícil controle e orientou que ela procurasse tratamento com um médico anestesista. Minha avó foi avaliada por alguns médicos da minha residência, inclusive por um especialista em dor crônica. E foi nessa situação que descobri a existência de uma área na Medicina voltada exclusivamente para o controle da dor.

Meses após esse episódio, minha avó foi diagnosticada com um quadro de câncer metastático. O zóster foi o primeiro sinal de que algo estava acontecendo. Novamente, meus professores, mesmo que à distância, foram importantes e ajudaram no controle da dor, na manutenção da qualidade de vida e dignidade da minha avó.

Nesse período, eu senti na pele a importância do tratamento da dor. A minha avó foi meu "caso índice" nessa especialização, minha paciente zero, que significa o primeiro paciente que manifesta alguma doença. A foto dela foi comigo para São Paulo, onde comecei a me aventurar na medicina da dor.

Agora vamos fazer uma pausa. Quero que você procure "Santa Casa de São Paulo" no seu buscador favorito. Você encontrará uma construção de estilo arquitetônico europeu no meio da capital paulista. Desafio você a me apresentar um prédio mais bonito naquela cidade! Durante um ano, andando diariamente pelos corredores desse hospital, comecei a aprender que, além de uma ciência, a medicina da dor também é uma arte. Aprendi também que, para aliviar as dores, eu precisava deixar de focar apenas os sintomas e olhar para quem estava à minha frente relatando tudo!

Depois desse período, eu me aventurei no Rio de Janeiro para um *fellowship*[2] que tinha como objetivo aprimorar os meus conhecimentos em procedimentos intervencionistas em dor. Ali eu aprendi um pouco mais: entendi que o tratamento da dor é como um jogo de xadrez, quando você movimenta uma peça, altera o jogo inteiro. Muitas vezes, basta você mover a peça certa para o jogo virar a seu favor. Você pode também montar uma jogada movimentando uma série de peças,

---

2 Programa de complementação especializado para médicos interessados em aperfeiçoar conhecimentos que só pode ser realizado após a residência médica.

ordenando-as para uma virada no futuro. Esse foi outro momento decisivo em minha vida.

Para falar a verdade, sinto que estive onde precisava estar nos últimos anos. Só consegui perceber isso quando olhei para trás e avaliei tudo o que aconteceu na minha vida.

Quando falo sobre esses e outros anos de árduo estudo, digo que ganhei na "loteria da formação em dor". Tive – e ainda tenho, na verdade – o privilégio de conviver com grandes nomes da medicina da dor, reconhecidos nacional e internacionalmente. Em cidades como Juiz de Fora, São Paulo, Rio de Janeiro, Lubbock (EUA) e Campinas, vivi momentos que foram impactantes para mim, situações em que tive um estalo momentâneo: *eu precisava estar aqui, agora*.

Mestres, colegas de turma e pacientes me trouxeram aprendizados sobre quem eu gostaria de ser e como eu precisaria atuar. Mas não foi só isso, essas vivências trouxeram também alguns avisos importantes para minha vida profissonal! Observei comportamentos e ações que não deveriam ser reproduzidas com ninguém, ainda mais com um portador de dor crônica. Sem perceber, foram essas obvservações e aprendizados do dia a dia que formaram o meu método de atendimento que funciona tão bem hoje.

Durante o período em que estive na Santa Casa de São Paulo, ganhei de uma amiga o livro *A morte é um dia que vale a pena viver*, da autora Ana Claudia Quintana Arantes.[3] Na obra, ela fala sobre acolher a morte e ressignificar a vida a partir disso. Ao nos inspirar a abraçar o dia da nossa morte, um grande tabu da nossa sociedade, Ana Claudia também me motivou e encheu de coragem para conversar com você sobre o acolhimento da dor.

---

3 ARANTES, A. C. Q. **A morte é um dia que vale a pena viver**: e um excelente motivo para se buscar um novo olhar para a vida. Rio de Janeiro: Sextante, 2019.

Não quero que você pense que sentir dor é normal. Quero que aceite o seu diagnóstico de dor crônica e, a partir disso, comece a mudar o que interfere na manutenção e/ou exacerbação desse seu sofrimento. O cuidado com a dor é um caminho para você ter um alívio, reduzir o impacto que ela causa na sua vida e, de maneira conjunta, tratar e prevenir outras doenças crônicas que possam influenciar o quadro. Acredite quando falo que, ao cuidar da dor de forma correta, você ganhará sua vida de volta e, de brinde, terá mais saúde.

Você não precisa se sentar na poltrona do meu consultório para aprender o meu método. Este livro possibilitará que você tenha acesso às minhas orientações no lugar e na hora que quiser. Por isso, gostaria de fazer um convite para você: vire a página e acolha a sua dor, pois uma vida plena é possível!

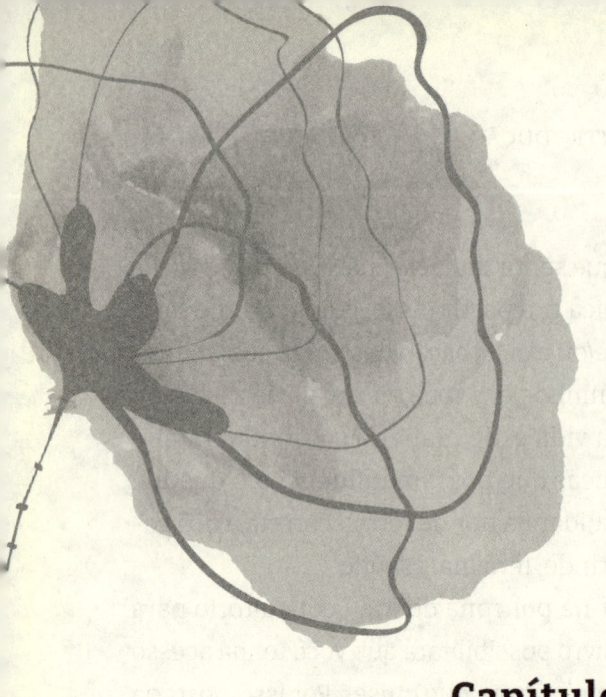

Capítulo 1

A PANDEMIA DO SÉCULO

UMA EPIDEMIA INVISÍVEL E SILENCIOSA

Nossa sociedade foi acometida por uma doença que está associada a um nível de sofrimento significativo, sensação de incapacidade, isolamento social e maiores custos e encargos para os sistemas de saúde e para os pacientes. Essa doença é responsável por internações, altos custos com medicações, intervenções terapêuticas e honorários de profissionais de saúde qualificados. Uma doença que gera limitações e sofrimento intenso para quem a contrai!

Não, eu não estou falando da pandemia da covid-19, que alterou a dinâmica do mundo no início de 2020, essa foi uma pandemia escancarada nos meios de comunicação ao redor do mundo e tratada como emergência número um. Eu estou falando da pandemia silenciosa da dor crônica.

Antes que você pense que estou exagerando, pare e observe ao seu redor: pergunte para as pessoas por perto se alguém tem algum remédio para dor. Com certeza alguém responderá "sim"! Pense em quantas pessoas você conhece que convivem com dores crônicas ou na quantidade de produtos diversos que prometem alívio para esse mal e que são ofertados em todos os lugares.

Fora a morte, não existe nada mais democrático que a dor! Ela não diferencia gênero, classe social, religião ou faixa etária. As dores podem se apresentar como uma face de qualquer outra doença crônica. Sem restrições, ela acomete famosos e poderosos na mesma medida que atinge pessoas comuns como eu e você. O documentário *Gaga: Five Foot Two*, produzido pela Netflix, mostra como até a famosa cantora e atriz Lady Gaga lida com a dor crônica há anos.[4]

---

4 GAGA: Five Foot Two. Direção: Chris Moukarbel. EUA: Live Nation Productions, 2017. Vídeo (100 min.). Disponível em: www.netflix.com.br. Acesso em: 2 fev. 2023.

"Brasil, eu estou devastada", tuitava a popstar Lady Gaga em 2017, confirmando o rumor de cancelamento do seu show no Rock in Rio no dia anterior à apresentação.[5] Lady Gaga tem acesso aos melhores tratamentos existentes no mundo, possui uma rede de apoio e, ainda assim, precisou cancelar um compromisso importante por causa de uma crise intensa de dor. Ou seja, mais um exemplo de que a dor não poupa ninguém e todos nós vamos senti-la em algum momento da jornada.

Essa dor pode se apresentar de duas maneiras em sua vida: como um sintoma ou como uma doença crônica. Quando você encosta a mão em uma panela quente, automaticamente a afasta da fonte de calor. Para isso, não é necessário refletir: *nossa, minha mão está encostando em uma superfície quente e por isso ela está doendo. Acho melhor eu desencostar dessa panela.* Você simplesmente tira a mão. Isso acontece devido a um reflexo involuntário, porque, nessa situação, a dor serve como proteção contra a queimadura provocada pelo calor. Essa "proteção" acontece em casos como fraturas, torções, traumas, cirurgias, entre outras causas. Essa é a dor como sintoma, a dor para a qual você toma remédio e passa!

Porém, em diversas situações, a dor deixa de ser um sintoma e passa a ser uma doença crônica. A Organização Mundial da Saúde (OMS) define as doenças crônicas como aquelas de lento desenvolvimento e longa duração, podendo acompanhar a pessoa durante toda a vida.[6]

---

5 GAGA, L. **Brazil, I'm devastated that I'm not well enough 2 come to Rock In Rio. I would do anything 4 u but I have to take care of my body right now**. 14 set. 2017. Twitter: ladygaga. Disponível em: https://twitter.com/ladygaga/status/908396468821774336?s=20&t=zM05xbbRfG7MlGKd7Sik0A. Acesso em: 2 fev. 2023.

6 WORLD HEALTH ORGANIZATION. WHO Global Report. **Preventing Chronic Diseases**: a Vital Investment. 2005. Disponível em: https://apps.who.int/iris/handle/10665/43314. Acesso em: 27 out. 2022.

De acordo com um texto de 2011 publicado pelo Institute of Medicine (IOM), 100 milhões de americanos sofrem de algum tipo de dor.[7] No Brasil não é diferente, a dor crônica apresenta uma prevalência na população brasileira de 39%. E, se você acha que dor é "doença de velho", saiba que está errado: a média da população brasileira acometida é de 41 anos.[8] Observe o infográfico a seguir, que conta com outros dados da mesma pesquisa e mostra a prevalência da dor por gênero em cada região do país:

PREVALÊNCIA DA DOR CRÔNICA NO BRASIL

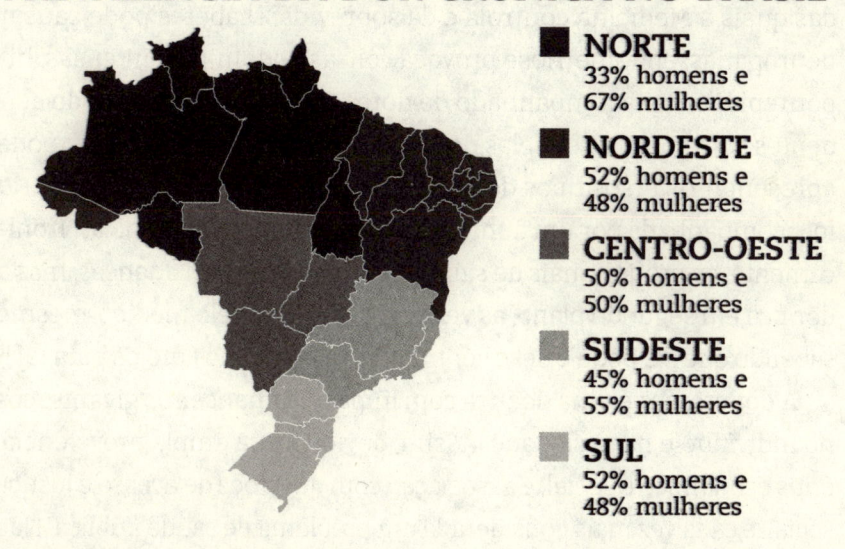

NORTE
33% homens e
67% mulheres

NORDESTE
52% homens e
48% mulheres

CENTRO-OESTE
50% homens e
50% mulheres

SUDESTE
45% homens e
55% mulheres

SUL
52% homens e
48% mulheres

---

7 BRADSHAW, Y. S. *et al.* Deconstructing One Medical School's Pain Curriculum: I. Content Analysis. **Pain Medicine**, ano 18, n. 4, p. 655-663, 24 abr. 2017. Disponível em: https://doi.org/10.1093/pm/pnw293. Acesso em: 28 fev. 2023.

8 DE SOUZA J. B. *et al.* Prevalence of Chronic Pain, Treatments, Perception, and Interference on Life Activities: Brazilian Population-Based Survey. **Pain Research and Management**, 2017. Disponível em: https://www.hindawi.com/journals/prm/2017/4643830/. Acesso em: 28 fev. 2023.

"POR QUE SE PREOCUPAR COM DOR EM UM MUNDO CHEIO DE DOENÇAS QUE MATAM?"

Você encontra essa pergunta no site da Sociedade Brasileira de Estudo da Dor (SBED).[9] Apesar do termo "dor crônica" não aparecer em nenhuma das estatísticas, não importa em qual ano, nem na lista das doenças que mais matam, a resposta para essa pergunta é muito clara: porque a dor está presente em todas elas. Dor é a dimensão silenciosa dos doentes que sofrem dessas doenças, pois, a despeito do controle da doença sistêmica, a dor é o que lhes causa, além de sofrimento, grande perda na qualidade de vida.

A dor acontece em conjunto com inúmeras doenças crônicas, muitas das quais a Medicina controla e dá sobrevida. Diabetes pode causar neuropatias, endometriose provoca cólicas abdominais intensas, hipotireoidismo é acompanhado de dores musculares, vítimas de acidentes sofrem com sequelas dolorosas, um portador de câncer pode apresentar diversos tipos de dores... a própria infecção pela covid-19 foi acompanhada por um aumento de relatos de dores crônicas. Ironicamente, os profissionais de saúde tratam todas essas doenças, mas a dor fica em segundo plano, às vezes até ignorada pelo médico, mesmo sabendo que ela pode e deve ser tratada, pois já temos meios para tal.[10]

A dor crônica é uma doença com impactos financeiros gigantescos no indivíduo e na sociedade. Assim, devido à sua ampla prevalência, ônus econômico e social, e associação com questões de acesso e justiça social, é cada vez mais considerada um problema de saúde pública. Não temos estimativas de gastos por paciente no Brasil, mas os Estados

---

9 SOCIEDADE BRASILEIRA DE ESTUDO DA DOR. Disponível em: https://sbed.org.br. Acesso em: 27 out. 2022.

10 COVID-19 e dor crônica dra Amelie Falconi. 2022. Vídeo (71 min. 35 s.). Publicado pelo canal **Caminho Sem Dor**. Disponível em: https://www.youtube.com/watch?v=uB2HjYdUrOU. Acesso em: 28 fev. 2023.

Unidos gastam cerca de 600 bilhões de dólares em custos diretos e indiretos de dor crônica anualmente.[11]

Você sabe o custo verdadeiro da dor porque sente isso no bolso diariamente! Não podemos falar somente dos gastos com planos de saúde, consultas, reabilitação, remédios, terapeutas, entre outros. A dor custa muito mais caro porque, além de aumentar o seu gasto mensal, ela atrapalha no próprio processo de ganhar dinheiro. Um grande exemplo é a dor lombar, principal causa de afastamento do trabalho no Brasil.[12]

"Se contar ninguém contrata você" foi a fala de uma portadora de esclerose múltipla, doença neurológica que pode cursar com dores crônicas, para uma reportagem da BBC sobre trabalhadores que escondem doenças crônicas dos empregadores.[13] Você pode sentir que a dor, somada à insônia e ao estresse gerados por ela, podem interferir momentaneamente no seu desempenho no trabalho. As crises de dores e internações são responsáveis por afastar trabalhadores do emprego, e isso leva os portadores a ter medo de discriminação no ambiente profissional, de ser julgado e também perder o emprego.

O dinheiro você até pode recuperar no futuro, mas a dor gasta também outra coisa que não tem retorno: o seu tempo. Por passar, em vários casos, anos e anos convivendo e cuidando dela, vários dos seus

---

11 HADI M. A. *et al.* Impact of Chronic Pain on Patients' Quality of Life: A Comparative Mixed-Methods Study. **Journal of Patient Experience**, ano 6, n. 2, p. 133-141, 2019. Disponível em: https://doi.org/10.1177/2374373518786013. Acesso em: 28 fev. 2022.

12 DOR nas costas é o principal motivo de afastamento do trabalho no Brasil. **Associação Nacional de Medicina do Trabalho**, 10 jul. 2018. Disponível em: https://www.anamt.org.br/portal/2018/07/10/dor-e-afastamento-do-trabalho-no-brasil/. Acesso em: 28 fev. 2022.

13 GRAGNANI, J. 'Se contar, ninguém te contrata': os trabalhadores que escondem doenças crônicas para conseguir emprego. **BBC News Brasil**, 6 dez. 2020. Disponível em: https://www.bbc.com/portuguese/brasil-54618464. Acesso em: 27 out. 2022.

momentos de folga são perdidos. Você peregrina entre diversos profissionais de saúde, afinal o tratamento é multidisciplinar; mas, mesmo que você esteja de "folga" do tratamento, vai estar com dor ou cansado demais para aproveitar os poucos momentos de lazer.

Uma portadora de dor crônica me disse uma vez que esse era o tributo mais caro que a dor cobrava: "Meu tempo livre deveria ser para ver um filme, viajar com a minha família ou sair com meus amigos, mas o tratamento da dor me demanda tempo e energia. Ou estou trabalhando, ou estou tratando".

O tempo é um preço alto demais que você paga e que não volta atrás.

SOMENTE VOCÊ SABE O QUANTO DÓI

Você consegue enxergar tanto o nível de glicose alterado de um paciente diabético quanto os valores elevados na medida da pressão arterial de um paciente hipertenso. Também pode ler no laudo de uma ressonância se há a presença de um tumor cerebral ou, em uma densitometria, a detecção de osteoporose. Mas na hora que abre a sua ressonância de coluna, não aparece nada escrito sobre a sua dor, mesmo que apareçam diversas coisas escritas sobre alterações na sua coluna. Inclusive, trago uma pergunta: você já escutou de algum profissional de saúde que não tinha nada no exame que justificasse a sua dor? Ou, então, que a sua dor até tinha alguma alteração, mas que "não é motivo para você sentir tanta dor"? Pois é, essa é uma situação comum.

Se a dor é uma das queixas mais comuns nos consultórios e nas internações hospitalares, você imagina que os profissionais de saúde deveriam ser extremamente treinados na arte e ciência de avaliar, diagnosticar e controlá-la, certo? Mas não somos! Nós nos formamos sem nem saber definir o que é dor. E essa definição existe há décadas!

A definição de dor foi revisada e complementada por notas explicativas em 2020 e, para que você possa entender melhor sobre o assunto, vou deixar a seguir a versão mais recente.

"Uma experiência sensitiva e emocional desagradável associada, ou semelhante àquela associada, a uma lesão tecidual real ou potencial".[14]

Essa definição nos apresenta algo muito importante sobre a dor: a subjetividade. Ou seja, quem sabe se dói ou não e quem sabe o tamanho dessa dor é você. Não são os exames de imagem ou laboratórios, não é o tamanho da cirurgia, nem a altura de onde você caiu que definem a sua dor, mas, sim, você, a pessoa que está sofrendo.

Já parou para pensar que diversos pacientes que são submetidos ao mesmo procedimento cirúrgico para retirada de apêndice pelo mesmo cirurgião apresentam diferentes graus de dores? Isso acontece porque a dor é uma experiência muito pessoal, cada pessoa a sente de maneira diferente. Você aprendeu o conceito de dor da sua maneira, por meio das próprias experiências de vida. Fatores biológicos, psicológicos e até sociais influenciam o modo que você sente a sua dor.

Além de não saber o que é dor, nós, profissionais, também saímos com deficiências severas quando o assunto é empatia e compaixão com os portadores dessa doença. Você se lembra daquele medo que as pessoas relatavam de ir à emergência de um hospital na época da pandemia de covid-19? Para você, posso apostar que esse medo de buscar profissionais de saúde, especialmente serviços de emergência, é rotineiro. Você sempre tem aquela dúvida: *será que ele vai me julgar ou vai desacreditar da minha dor?*

---

14 DESANTANA, J. M. *et al*. Revised Definition of Pain After Four Decades. **Brazilian Journal of Pain**, ano 3, n. 3, p. 197-198, 2020. Disponível em: https://brjp.org.br/article/doi/10.5935/2595-0118.20200191. Acesso em: 25 out. 2022.

Risinhos, trocas de olhares entre a equipe, frases como "olha quem está aqui de novo" e diversas outros comentários são posturas comuns dos profissionais de saúde quanto às idas frequentes dos portadores de dor às unidades de urgência. Você já pode ter sido taxado de "viciado" ou "preguiçoso" por profissionais que nem sabem o que é dor.

Assim como você, atualmente milhares de pessoas saem de consultórios e hospitais sem um controle adequado da dor por causa do desconhecimento dos profissionais de saúde. É possível também que já tenha passado por diversos consultórios e agora está descrente do sistema de saúde porque ninguém o acolheu ou aliviou a sua dor quando você mais precisou.

Muitas vezes, essa falta de compreensão, acolhimento e empatia – não só dos profissionais de saúde, mas de outras pessoas que cercam você, como cônjuge, família, amigos, filhos, colegas de trabalho, entre outros – dói mais do que a própria dor.

Afinal, ninguém duvida de um paciente hipertenso que chega ao plantão da madrugada, da avó diabética ou do colega que fraturou a perna em um acidente. Essas pessoas, diferentes de você, possuem alterações que são vistas. Ninguém vê a energia elétrica, mas convive com ela em todos os momentos da vida, e todos sabem que não é porque não se vê que ela não existe. A mesma lógica deveria acontecer com um portador de dor crônica, não?

Se você sente dor é porque ela existe. Mesmo que ninguém mais enxergue. Mas eu estou aqui, e enxergo você!

CUIDE DA SUA DOR COMO VOCÊ CUIDARIA DO SEU CORAÇÃO

A nossa cultura da abordagem da dor está errada. Se eu falar que você tem um problema no coração, garanto que o seu maior medo será uma cirurgia cardíaca. Também apostaria que você e sua família me perguntariam tudo o que deve ser feito para evitar uma operação. Mas, quando falamos em dor crônica, é diferente, não existe o medo de cirurgia; na verdade, muitas vezes as pessoas buscam a intervenção cirúrgica como primeira opção de tratamento.

"Se tem um procedimento para minha dor na coluna, por que você já não me indica para ela?"

Recebi esse questionamento no consultório quando encaminhei uma portadora de dor lombar para fisioterapia. Ela não havia realizado uma fisioterapia adequada, somente tratamentos passivos ("choquinhos", aplicação de frio e calor etc.). Ela até propôs realizar o procedimento cirúrgico e só depois iniciar a fisioterapia. A minha resposta? Não.

Essa paciente precisava de um tratamento conservador ativo, quero dizer, uma fisioterapia bem feita. Ela se queixou de que não conseguia fazer corretamente os movimentos por causa da dor, então reajustei a medicação para que ela conseguisse ser reabilitada. E ela conseguiu realizar o tratamento com a fisioterapia! Os procedimentos intervencionistas para controle da dor, como a fisioterapia, são minimamente invasivos, não "cortam" e o portador nem leva ponto, mas, como todos os procedimentos, também possuem riscos.

Existem passos que devem ser seguidos no tratamento de uma pessoa que tem dor crônica ou qualquer outra doença. Escolhemos inicialmente um caminho conservador. Se ele não funcionar, vamos para o plano B, em que serão realizados procedimentos menos invasivos, e, caso não funcione, tentamos uma abordagem mais invasiva. Em algumas situações ou patologias, até pulamos etapas de maneira precoce. Mas esses casos são exceções.

Observe como é a linha de tratamento quando falamos de uma doença do coração. Digamos que o seu vizinho, Pedro, apresentou um quadro de desconforto no peito e procurou o cardiologista, que solicitou diversos exames e diagnosticou aterosclerose, uma doença que "entope" os vasos do coração.

O cardiologista prescreveu alguns remédios e disse que Pedro precisava mudar o estilo de vida: começar a praticar exercícios físicos, comer de maneira adequada, dormir bem e evitar o estresse. Ele explicou que todos esses fatores são responsáveis por sua doença.

Pedro tinha medo de cirurgia do coração: "Abrir o peito, não, doutor". O médico tranquilizou-o, reforçou a questão da mudança de estilo de vida e explicou que, mesmo se o tratamento não funcionasse e a doença evoluísse, Pedro ainda teria a possibilidade de fazer procedimentos menos invasivos antes de precisar optar pela operação no coração.

Já o seu outro vizinho, João, que sente dor nas costas, segue um caminho totalmente diferente. A dor lombar de João é "suportável". Inicialmente ele se automedicava com remédios que vizinhos e parentes indicaram, aqueles que pegamos de maneira fácil na prateleira da farmácia. Afinal, dor se trata com remédio para dor. Parece óbvio, não? Pelo menos é isso que vemos estampado em diversas propagandas espalhadas em todas as mídias atualmente. Diferente de João, Pedro dificilmente se automedicaria. Coração é coisa séria!

Como não ocorre uma melhora, João procura um médico que prescreve, provavelmente, um remédio que ele já utilizou, mas que está maquiado com um nome mais moderno, dentro de uma caixa bonita e em associação com outras substâncias. O médico também encaminha João para a fisioterapia e ele decide aproveitar o plano de saúde para economizar, já que gasta muito dinheiro em remédio. Quando João chega na fisioterapia, ele recebe diversas aplicações: frio, calor e os famosos "choquinhos". João divide o tempo da sessão com diversos pacientes com os mais variados tipos de dores, mas todos seguindo o mesmo roteiro de tratamento. João e esses pacientes não sabem que isso acontece porque a remuneração dos fisioterapeutas pelos planos de saúde é baixa, algumas vezes quase criminosa. Então, todos os pacientes acabam naquela mesma sessão de fisioterapia.

João não melhora, troca de médico, que solicita um novo exame, prescreve outro remédio e sugere mais vinte sessões de fisioterapia genérica. João passa por diversos profissionais que sempre abordam a dor com essa tríade de tratamento: exames, remédios e fisioterapia genérica.

João fez de tudo e a dor não melhorou. Ele seguiu as orientações, tomou os remédios, fez as sessões de calor, "choquinho" e frio. Não tem mais o que fazer. Então, João entende que a solução é operar a coluna.

Após a cirurgia e com o passar das semanas, João não apresentou uma melhora da dor. Em alguns momentos, ele até acha que ela piorou. João é submetido a um segundo procedimento para tratar essa dor na coluna, dessa vez mais extenso. Novamente, não melhora, e os médicos indicam a ele que procure um médico da dor, eles já não veem o que se pode fazer por João!

Entendo que talvez você sinta uma dor tão intensa que fica difícil acreditar em uma solução que não envolva medidas drásticas. Nem imagino o tamanho da dor que você sente, mas tenho certeza de que você quer ficar livre dela. Quando falamos em dor crônica, nem sempre o atalho leva ao alívio do sofrimento.

Em um mundo ideal, cuidaríamos da dor de João da mesma maneira que cuidaríamos do coração de Pedro. Seguiríamos as etapas e corrigiríamos os fatores de riscos, que são os responsáveis por desencadear e alimentar essa dor crônica. João seria encaminhado para uma fisioterapia particular e personalizada, ele seria avisado que tentar tratar dor sem interferir no estilo de vida é a mesma coisa que pisar fundo no acelerador de um carro e não soltar o freio de mão: você vai permanecer parado no lugar que está, podendo até causar danos.

"ANTES EU TOMAVA UM REMÉDIO E A MINHA DOR PASSAVA"

Um portador de dor lombar me disse essa frase uma vez e, acredite, frases semelhantes a essa são repetidas semanalmente no meu consultório.

Nós sempre tomamos atitudes achando que estamos fazendo o certo. Quando conseguimos resultados a partir de ações que escolhemos, repetimos o processo para que os resultados continuem chegando. No caso da dor, essa atitude está relacionada ao fato de que, sempre que você a sente, toma um remédio para rapidamente aplacar esse mal-estar.

O grande problema é que nossa sociedade está educada para tratar somente o sintoma. Então, se você tem dor, você toma um remédio. Pronto. Uma situação tão lógica, não é? Essa hipermedicalização, junto com a automedicação, é o grande responsável pela cronificação da dor, um problema cada vez maior.

Na nossa sociedade existe um mito de que remédios que não precisam de receita médica não fazem mal para a saúde. Acredite se quiser, mas eles podem ser responsáveis por alergias, úlceras, sangramentos no estômago e intestinos, falência dos rins e do fígado. O uso de remédios sem orientação pode atrapalhar a eficácia dos outros medicamentos que você utiliza e, consequentemente, atrapalhar o tratamento de outra doença. Em alguns casos, a interação entre medicamentos pode ser fatal.

A automedicação pode ser responsável pela cronificação do seu sofrimento. Afinal, você tem dor, toma um remédio e ela vai embora. Depois o mal-estar volta e você toma o remédio novamente. É o "enxugar gelo" da dor crônica. Exemplificarei: uma mulher toma remédio para cólicas abdominais sem tratar a doença de base, que é a endometriose. Ela não modificou o que está causando a dor, então a consequência é ela intensificar e cronificar. Você sabia que até existe um tipo de dor de cabeça decorrente do uso excessivo de remédios para dores de cabeça? Ela é chamada de cefaleia por abuso de analgésicos. Ficarei realizada se você, que chegou até aqui, entender que a automedicação é um problema muito sério na nossa sociedade.

Você precisa saber que a dor é multifatorial, resultado de interações complexas entre muitos fatores biológicos, psicológicos e sociais, como está exemplificado no infográfico ao final deste capítulo. O que eu quero dizer com isso? Quero dizer que a dor influencia tudo e tudo influencia ela! Isso explica por que os remédios tratam apenas os sintomas e esses sintomas não são resolvidos apenas com a utilização de remédios, entende?

No primeiro período da faculdade de Medicina, eu me deparei com uma frase de William Osler que levei para a vida: "Não pergunte que doença a pessoa tem, mas sim que pessoa a doença tem".[15]

Essa foi uma frase que me marcou muito na época, se perdeu no meio dos estudos e voltou a me rodear quando entrei no mundo da medicina da dor. Cada dor se manifesta de uma maneira totalmente diferente nas pessoas. O mesmo tratamento apresenta resultados diferentes em cada pessoa, todas intrinsecamente diferentes. Isso mostra por que precisamos olhar para o indivíduo além da dor.

Converso muito sobre isso com os portadores que me procuram no consultório. Já que tudo influencia a dor, existem diversas medidas não farmacológicas que você pode adaptar para o seu dia a dia e que vão ajudar no controle da dor, na melhora da qualidade de vida, da funcionalidade e também na redução dos sintomas associados.

---

15 VOCÊ é médico ou médica? Pare um minuto e leia isso aqui. **Dor Crônica**, 20 fev. 2020. Disponível em: https://www.dorcronica.blog.br/medicos-parem-um-minuto-e-leiam-isso/. Acesso em: 28 fev. 2023.

Assim, para encerrar o primeiro capítulo da nossa jornada, gostaria de apresentar o infográfico a seguir – cedido gentilmente pelo Pedro Emerson, do Instagram @resgatedomovimento –,[16] que mostra todos os fatores que interagem com a dor crônica. Com ele, você entenderá por que as medicações analgésicas isoladas falham. Espero ver você na nossa próxima etapa da jornada. Até lá!

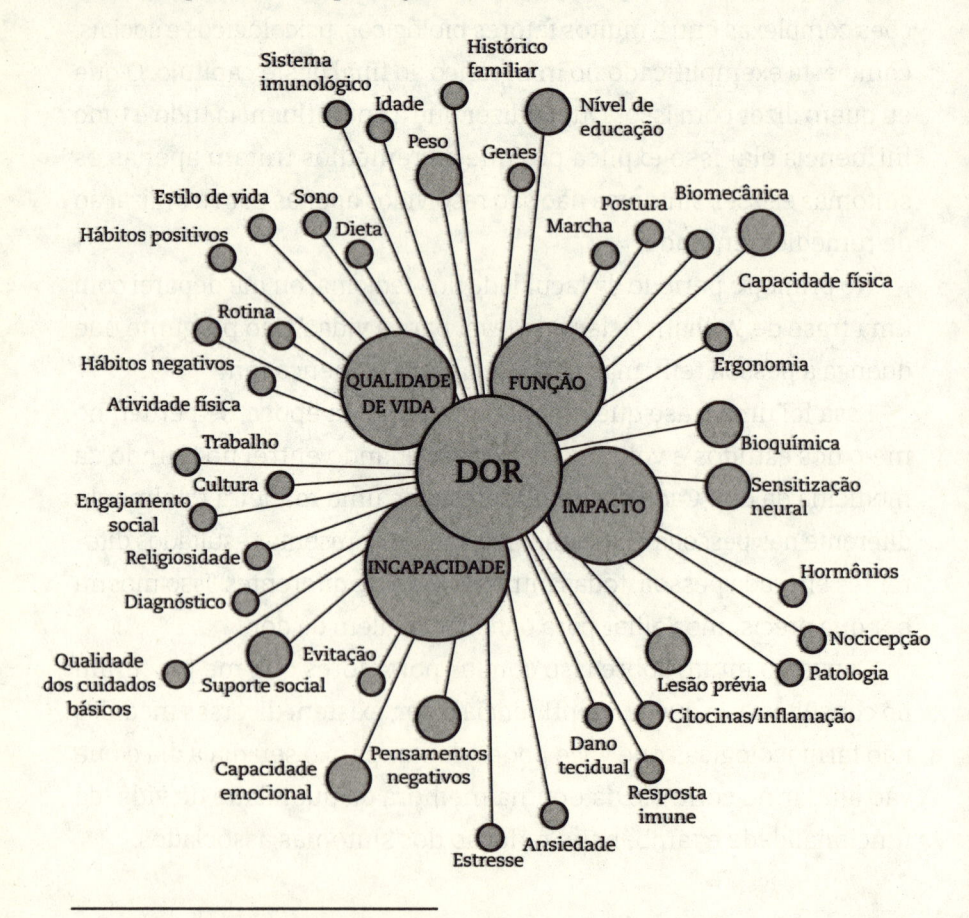

---

16 Infográfico elaborado a partir dos dados de CHOLEWICKI, J. Development of a collaborative model of low back pain: report from the 2017 NASS consensus meeting. **The Spine Journal**, ano 19, n. 6, p. 1.029-1.040, jun. 2019. Disponível em: https://pubmed.ncbi.nlm.nih.gov/30508588/. Acesso em: 28 fev. 2023.

NÃO PERGUNTE QUE DOENÇA A PESSOA TEM, MAS SIM QUE PESSOA A DOENÇA TEM.

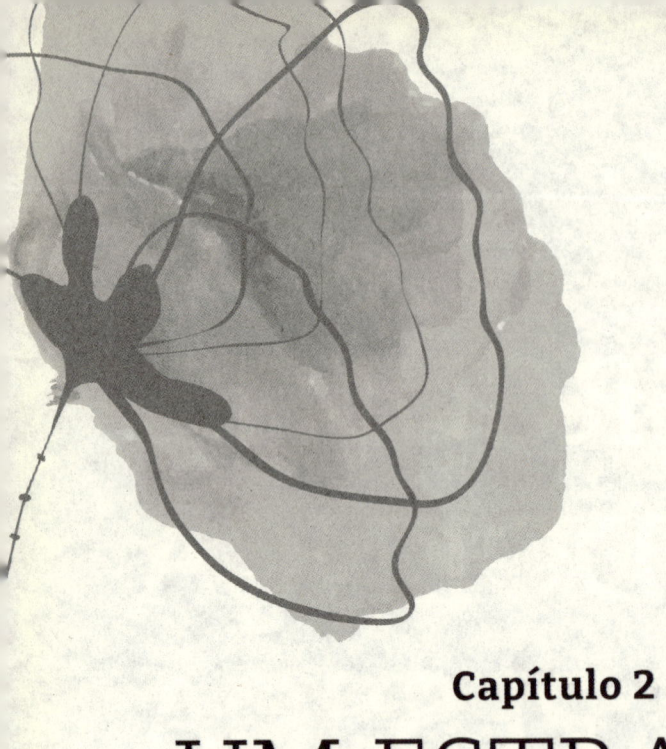

Capítulo 2

UM ESTRANHO
NO NINHO

A DESVANTAGEM DE SER INVISÍVEL

Você acorda, toma banho, arruma o café da manhã da família e vai trabalhar. Outro dia de trabalho intenso e cheio de problemas para resolver. À noite você prepara o jantar, faz o dever de casa com o filho, organiza o material para reunião do trabalho que terá no outro dia, liga a televisão e se prepara para dormir. Um dia normal na vida de qualquer pessoa, exceto por duas coisas:

- Você fez isso sofrendo com dor;
- O fato de você ter um dia "normal" contribui para que as pessoas não acreditem na sua dor.

Já conversamos sobre a questão da dor crônica ser uma doença invisível, tornando-se uma dor e uma experiência essencialmente pessoal. Vamos conversar agora sobre como essa invisibilidade repercute na vida das pessoas portadoras. Se você convive com alguém que possui uma doença invisível, leia esta parte atentamente!

A dor crônica é uma das inúmeras doenças conhecidas como "invisíveis", doenças que você não consegue enxergar quando olha para o portador! Essas doenças geralmente não afetam a aparência, mas influenciam o funcionamento do corpo e dos sentidos todos os dias, e provavelmente para o resto da vida, causando grande sofrimento para esses portadores.

Quem tem uma doença invisível, especialmente a dor crônica, experimenta estigmas que podem impactar negativamente sua saúde física e mental e até prejudicar a busca por tratamento adequado. Os estigmas marginalizam pessoas que não falam abertamente sobre a própria situação de saúde, e isso também tem a ver com muitos preconceitos e falta de conhecimento sobre o assunto.[17] Veja um exemplo a seguir:

---

17 O ESTIGMA do paciente com dor crônica. **Dor Crônica**, 15 fev. 2022. Disponível em: https://www.dorcronica.blog.br/o-estigma-do-paciente-com-dor-cronica/. Acesso em: 3 fev. 2023.

Sophia é uma portadora de fibromialgia que atendi. A maior dor dela era a falta de apoio da mãe, que nunca acreditou na doença. Durante o tratamento, eu solicitei inclusive que a mãe comparecesse em uma das consultas para que eu pudesse explicar sobre dores crônicas. Frequentemente peço que alguém do círculo social do meu paciente compareça à consulta para que eu possa orientar sobre a realidade da dor, mesmo que invisível. Olhe o que a mãe da Sophia me falou no início da consulta: "Doutora, me desculpe. Sei que é a sua área, mas não consigo acreditar que a minha filha tenha isso. Ela faz tudo em casa, cuida dos dois filhos e trabalha fora. Se ela tivesse dor mesmo, não faria nada disso. Não consigo acreditar que tenha dor porque está sempre arrumada e maquiada."

Esse comentário da mãe de Sophia é repetido diariamente por familiares e amigos de portadores de dores crônicas. Quem tem dor crônica desenvolve o hábito de realizar as tarefas mesmo sofrendo. O fato de sentir dor em todos os momentos da vida impede que essa pessoa pare e espere a dor passar antes de agir. Afinal, a dor nunca passa. Ela simplesmente acorda, se é que conseguiu dormir, levanta da cama, toma seus remédios para dores e realiza suas tarefas diárias.

Pessoas com deficiências invisíveis estão tão acostumadas a conviver com sintomas debilitantes constantes que, muitas vezes, não mostram sinais de sofrimento ou de desconforto até que a dor que experimentam atinja um nível muito forte ou se torne insuportável.

"Doutora, eu me sinto tão desconfortável com isso", continuou a mãe de Sophia. "Minha filha é uma mulher jovem, e comporta-se como se tivesse uma doença e vive reclamando de dor. Eu priorizo ajudar o irmão dela, que tem pressão alta, doença de verdade. Ele, sim, é doente e precisa da minha ajuda."

Uma das maiores consequências da invisibilidade é a falta de empatia e de apoio: os portadores são questionados sobre a veracidade dos seus quadros de saúde e não recebem um suporte dos familiares, amigos e colegas de trabalho. Tenho certeza de que você sofre com isso!

Enquanto é óbvio que uma pessoa que está com a perna quebrada apresente dificuldades para realizar suas tarefas diárias, nem sempre é fácil convencer todos a entender as limitações de uma pessoa que sofre de uma doença invisível ou uma condição crônica.

Ninguém duvida de um paciente hipertenso ou um paciente que fraturou a perna. Já reparou? Entretanto, quando é o caso de portadores de doenças invisíveis, eles são constantemente questionados sobre seu quadro de saúde, e muitas vezes desacreditados no momento em que precisam de apoio. Uma reportagem de Raquel Pinzon também já abordou o tema, com destaque para a falta da rede de apoio desses portadores. A reportagem também orienta sobre como agir com portadores de doenças invisíveis: Raquel fala da importância de acreditar nos portadores; deixar eles conversarem sobre a doença quando e quanto quiserem; evitar comparar com outras doenças; descobrir a variabilidade de sintomas que existem e também aceitar o fato de que você nem sempre está apto a oferecer ajuda. Todos são pontos importantes que deixamos passar na nossa ansiedade de sermos úteis.[18]

Sophia disse na consulta: "Doutora, é como se a dor estivesse escondida dentro de mim" ao relatar sua frustração e tristeza quanto à natureza invisível dessa doença. "A minha mãe não entende que a dor dominou a minha vida, que eu acordo e durmo com dor, que, apesar de parecer saudável e estar maquiada, estou sofrendo tanto quanto o meu irmão."

Eu encerrei a consulta explicando para a mãe de Sophia que a dor é como a energia elétrica, nós convivemos com ela quase todos os

---

[18] PINZON, R. P. 7 coisas que pessoas com doenças invisíveis gostariam que você soubesse. **Dicas de Mulher**, 6 jul. 2022. Disponível em: https://www.dicasdemulher.com.br/como-lidar-com-doencas-invisiveis/. Acesso em: 3 fev. 2023.

momentos da vida, inclusive agora. O fato de não a enxergarmos não significa que ela não existe. E respondi sobre seu desconforto com a dor da filha: "Desconfortável é sentir dor. Desconfortável é a falta de apoio das pessoas ao redor. Isto dói mais do que a própria dor. Não é porque você não vê (ou acredita), que ela não sofre!"

O SILÊNCIO DOS INOCENTES

Estava no aeroporto para embarcar para a Europa nas últimas férias. Uma voz no alto-falante anunciou que o nosso embarque começaria em breve pelas pessoas que necessitavam de atendimento preferencial. O homem ao meu lado se levantou e caminhou para a fila. Aparentava ter no máximo 35 anos, corpo atlético e um aspecto saudável. Sua caminhada foi acompanhada por olhares e comentários reprovadores. Um homem chegou a mostrar descontentamento em voz alta de maneira proposital. O jovem ficou em silêncio.

Após chamarem a minha sessão, entrei no avião. Adivinha quem estava ao meu lado dentro da aeronave? O jovem da fila preferencial. Durante o voo, eu estava com o computador montando uma aula sobre dor crônica para uma pós-graduação e ele comentou: "Eu tenho dor crônica devido a espondilite anquilosante. Também tenho um eletrodo medular para tratar a sequela de uma cirurgia de coluna."

Perguntei se ele havia escutado os comentários da fila e ele disse que sim, mas que, graças à terapia, estava cada vez se importando menos, e começou a discorrer sobre sua história como portador de dores crônicas.

"Eu tinha uma imagem negativa do portador de dor crônica até começar a desenvolver um quadro de lombalgia que ninguém descobria o motivo. Eu imaginava que só seria um problema quando eu chegasse aos 90 anos. O problema chegou antes", contou o jovem. "Eu até tentei ignorar no início, mas não consegui continuar deixando de lado. A dor agravou e, como consequência, os julgamentos começaram. Durante um tempo, eu escutei que era falta de Deus, que eu precisava seguir em frente ou que deveria aprender algo com a dor. Escutei que eu não tinha o direito de me queixar de dor enquanto meu tio passava por um tratamento oncológico sem queixas. A grande verdade é que, quando comecei a falar sobre a minha dor, tentaram me silenciar!"

Os portadores de dores são frequentemente silenciados pelas pessoas ao seu redor. Tenho certeza de que o seu círculo social já tentou de alguma maneira minimizar e calar a sua dor. Ao reprimirem o seu direito de falar sobre ela, também reprimiram todos os seus pensamentos e sentimentos sobre uma situação dolorosa. Eles ignoraram a sua dor e geraram um sofrimento imenso ao empurrarem a dor da superfície da pele para a profundeza do seu coração.

Isso acontece por uma grave falha da nossa sociedade em relação a como olhamos de maneira diferente para o problema alheio e para os nossos próprios. Reclamamos muito da falta de empatia com as nossas "dores" ao mesmo tempo que banalizamos as dores e o sofrimento alheios.

Sua dor agora está instalada no fundo da alma, e você não pode falar nada porque o seu círculo social roubou o seu direito de fala e enche você de conselhos, cobranças e tentativas de "ajuda" que não passam de maneiras veladas de dizer que você não se esforça o suficiente no tratamento. Esses conselhos incomodam, eu sei! Ainda bem que você pode contar com os profissionais de saúde! Ou não...

"É coisa da sua cabeça!" Foi o que a empresária Dana Steinberg, de 38 anos, cansou de ouvir de médicos enquanto buscava ajuda. Demorou anos para que descobrisse que suas dores eram sinais da síndrome de Ehlers-Danlos, distúrbio raro que afeta a produção de colágeno e que, muitas vezes, é confundido com a fibromialgia.[19]

---

19 FELIX, P. A dor do descrédito: o movimento inédito contra o gaslighting médico. **Veja**, 11 abr. 2022. Disponível em: https://veja.abril.com.br/saude/a-dor-do-descredito-o-movimento-inedito-contra-o-gaslighting-medico/. Acesso em: 3 fev. 2023.

Dana foi vítima de gaslighting médico, que é a experiência de se sentir "invisível" diante desse profissional de saúde. Provavelmente você já procurou ajuda médica por causa da dor e teve a sua queixa minimizada, descartada ou atribuída a fatores psicológicos.

Dana criou a marca de camisetas AZebra com o objetivo de iniciar um movimento que normalize as conversas sobre doenças crônicas e exponha para a sociedade que nem toda doença é visível. As camisetas servem para romper o silêncio e dar voz a quem foi calado durante tanto tempo.[20]

O silêncio pode ser uma forma de violência que gera vazio, tristeza, desamparo e aumenta a sua dor. Rompê-lo é não deixar minimizarem a sua dor, o seu sofrimento e a sua existência.

Quebrar o silêncio é parte importante para você se libertar da dor!

UM SONHO DE LIBERDADE

Você foi condenado à prisão perpétua por um crime que não cometeu. Ao fecharem as grades, isolaram você na cela, o que fez a sua vida lá fora desaparecer em um piscar de olhos. Afinal, como continuar a viver agora que você foi preso? Agora pense nessa prisão como a sua dor crônica.

A sentença foi injusta porque você não cometeu crime algum. Tentaram culpabilizar você, mas você não fez nada, somente se viu diante de uma sentença que foi acompanhada de julgamentos e críticas. Enquanto estava sentado no banco do réu, você conseguiu observar seus parentes e amigos cochichando sobre você. Antes do veredito, você viu o olhar de condenação e reprovação do seu círculo social. Eles culpam você por ser um portador de dores crônicas.

---

20 AZEBRA. Disponível em: https://www.azebra.com.br/azebra. Acesso em: 3 fev. 2023.

As grades da sua prisão limitam a sua liberdade. Você passa dias trancado na sua cela enquanto olha para fora e imagina a vida que não viveu, todos os sonhos e metas que foram impossibilitados. Você olha à sua volta e não vê saída, ninguém que possa ajudar. Os carcereiros e agentes penitenciários não entendem que você é inocente e que precisa de ajuda para sair dessa situação. Aliás, eles foram até cruéis, pintando a sua sentença nas grades internas de sua cela.

Quando você olha para fora da cela, até consegue vislumbrar a sua vida como ela era e o que ela poderia ser, mas você não a enxerga plenamente porque ela é "cortada" pelas grades repletas das palavras "dor" pichadas pelos guardas. O tempo parece piorar tudo. As grades parecem estar crescendo e, cada vez mais, as dores passam a tomar o seu foco, não deixando você prestar atenção na sua vida.

Você enxerga o mundo através das grades da prisão da dor, sente que está cada vez mais preso e isolado dentro da própria pele. Seu maior desejo é romper sua cela solitária e recuperar sua vida novamente. Afinal, ver a vida passar e não viver causa mais dor do que a própria dor!

Nesse momento, quero que você perceba como a porta da sua cela nunca teve tranca. As páginas deste livro vão ajudar você a entender o que acontece quando se está nessa situação e começar a vislumbrar a recuperação da sua vida. Ainda não sabemos como será: você pode ficar totalmente livre da dor ou mudar o seu regime de prisão e ficar com apenas uma tornozeleira eletrônica. A dor pode estar presente, mas você poderá ir lá para fora e viver.

Não existe motivo para você permanecer preso quando a porta está completamente aberta.

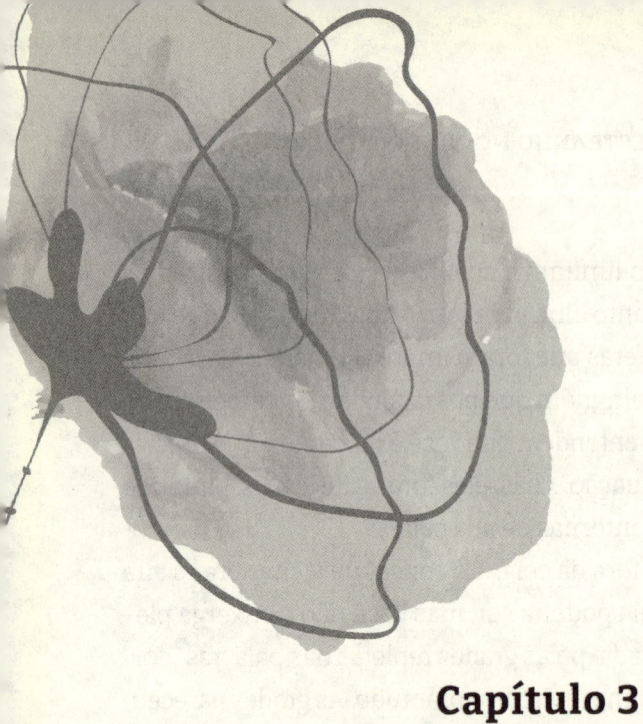

Capítulo 3

PORQUE VOCÊ AINDA NÃO SAIU DA PRISÃO

ACEITA QUE DÓI MESMO

Essa frase foi proposital para chamar a sua atenção para o primeiro passo para fora da prisão da dor crônica! Me desculpe, mas eu preciso pedir que você leia esta parte com atenção.

Não sei como você lidou com o diagnóstico de dores crônicas. Geralmente as pessoas dividem-se em dois grupos quando o recebem: as pessoas do primeiro grupo ficam aliviadas, pois sofrem com os sintomas há tanto tempo que agora começaram um tratamento direcionado para a sua condição com alegria. O segundo grupo desespera-se e rejeita o diagnóstico da dor.

O primeiro passo após qualquer diagnóstico de doença crônica que interfira no sucesso do tratamento é a aceitação. Essa ação é muito confundida com passividade e resignação, mas não é isso. Aceitação não significa que você não vai cuidar das suas dores, na realidade, se você reconhecer a existência da dor, conseguirá buscar a liberdade e assumir a sua responsabilidade nesse processo, algo que incluirá enfrentar alguns desafios.

Não tenho como falar em aceitação da dor sem contar a história de Ricardo. Nem foi ele quem me procurou, mas a sua namorada, preocupada com um quadro de dor lombar que o acometera. Ricardo era personal trainer, praticante regular de atividade física e se alimentava bem. Começou com um quadro de lombalgia que intensificou com o passar dos anos. A namorada de Ricardo me contou que ele já não dormia mais, estava deprimido e incapacitado de trabalhar e realizar atividades físicas.

O Ricardo mesmo só me procurou dois anos depois da consulta inicial. Ele começou contando sobre a dificuldade em aceitar que sentia dor na coluna. Afinal, ele sempre comeu bem e fez exercícios justamente para não ter problemas do tipo nem precisar tomar remédios. Mas a dor apareceu e trouxe sérias repercussões em sua vida. A dor que ele sentia tornou-se crônica e aumentou de intensidade. Nós tratamos, e Ricardo está bem hoje, mas com certeza foram necessários mais tempo e mais recursos do que se ele tivesse aceitado e tratado corretamente no início.

O caso de Ricardo nos ensina algo valioso: se você aceitar as suas dores, sofrerá menos com intervenções malsucedidas para prevenir ou controlar a dor. Essa aceitação facilita a sua participação no programa terapêutico proposto pelo profissional e melhora o seu foco nos objetivos, que incluem o alívio das dores. Alguns estudos recentes[21] demonstraram que a aceitação é eficaz na prevenção da depressão, da sensação de incapacidade e da ansiedade – situações comuns que acompanham a vida do portador de dores crônicas. Em outras palavras, é cada vez mais evidente que o comportamento de aceitação da dor está associado a mudanças terapêuticas que beneficiam o portador.

A dificuldade em entender e aceitar a dor crônica está diretamente associada às nossas crenças arraigadas sobre adoecimento, limitações e até sobre nós mesmos. Algumas visões antiquadas da nossa sociedade sobre dor também dificultam esse processo. Uma pesquisa mostrou que muitos portadores relataram sentimentos de vergonha advindos do julgamento pessoal e social. Ricardo mesmo era uma pessoa que sentia vergonha por estar naquela situação, ele tinha medo de falar sobre a dor e ser excluído do seu círculo social de "pessoas saudáveis".[22]

Outra questão que gera vergonha, culpa e ansiedade é a "fiscalização da melhora". Um participante da mesma pesquisa destacou que sofria pressão para melhorar e se curar: "Depois de um ano de dor, a vergonha continua. Dessa vez porque você não está melhorando como deveria".

---

21 ÇINAR, H. G.; YILMAZ, D.; AKIN, E. Pain acceptance levels of patients with chronic pain. **Medicine**, Baltimore, ano 99, n. 17, abr. 2020. Disponível em: https://pubmed. ncbi.nlm.nih.gov/32332641/. Acesso em: 3 fev. 2023.

22 ÇINAR, H. G.; YILMAZ, D.; AKIN, E. *op. cit.*

Essa sensação é extremamente comum no consultório. Portadores sentem-se pressionados pela rápida cura. Os questionamentos frequentes, ainda que sejam por preocupação, passam a sensação de que você não está se esforçando o suficiente. É o tipo de comentário que mais atrapalha do que ajuda.

Dor – seja física, emocional, moral ou espiritual – significa fraqueza na nossa sociedade. Esse é outro motivo que dificulta a aceitação dela. Como Ricardo falaria para os seus amigos esportistas que sentia o mesmo tipo de dor que a sua avó? Justo ele, personal trainer e responsável por deixar as pessoas fortes. Uma vez ele até tentou falar sobre o assunto com alguns amigos, mas foi encorajado a não "entregar os pontos", forçando seus limites apesar da dor!

Os participantes da pesquisa também relataram um forte sentimento de vergonha por não conseguir trabalhar e contribuir de maneira significativa tanto em casa quanto na sociedade. Eles relataram frases como "Você se pergunta por que ainda está aqui se não está funcionando ou contribuindo" e "...que tipo de pessoa essa situação faz de você?". O próprio Ricardo me falou sobre como era ruim não conseguir contribuir financeiramente em casa – aliás, essa havia sido a razão que o levou a procurar ajuda.

A palavra "dor" se origina da palavra *poena*, que significa "punição" em latim. Essa definição também nos mostra outra questão em relação à dor: ela é uma punição por alguma conduta errada. Determinadas religiões a consideram uma ferramenta de alívio dos pecados. Quantas vezes você já foi "orientado" a aprender com a dor que sentia? Ou que ela é uma "punição" por alguma atitude sua? Esses tipos de declarações refletem o estigma associado à dor crônica na sociedade.

A aceitação é o caminho para que você consiga viver a sua vida apesar da dor. Esse comportamento lhe possibilita enxergá-la como parte da sua vida, e não como a sua vida como um todo. Isso muda o foco e a direção dos seus esforços.

Qual a grande questão de você abraçar as suas limitações? Muitas vezes, aceitar os seus problemas – ou, nesse caso, o diagnóstico de dor crônica – é validar, bater o carimbo da limitação e da fraqueza. Mas saiba que assumir sua condição de dor não faz de você alguém fraco!

Apenas quando aceita seus limites e suas dificuldades é que você consegue estabelecer pontos para avançar. Parece retrocesso, mas não é! Seria como a teoria do estilingue ou da flecha: quem vê o movimento do estilingue e do arco e flecha até pode pensar que você está recuando, mas esse movimento lhe permite ir mais longe e mais rápido. Isso vale para inúmeras coisas em nossa vida.

Você precisa aceitar que tem dor para conseguir abandonar tudo que está alimentando essa situação. Acolha a sua capacidade de mudar as suas dores!

ZONA DE DESCONFORTO: ESSE CONCEITO VAI MUDAR A SUA VIDA

Quem convive com você (ou até mesmo você) pode não entender a seguinte questão: ao mesmo tempo que há o desejo de ficar livre das dores, há uma dificuldade em seguir o plano terapêutico. Aposto que você já passou por diversos profissionais de saúde que lhe propuseram tratamentos para se livrar das dores, mas que você não aderiu.

Você provavelmente já escutou falar sobre a zona de conforto, que é formada por uma série de ações, pensamentos e comportamentos que não causam nenhum tipo de medo, ansiedade ou risco. Essas ações acarretam sempre os mesmos resultados, tudo é sempre do mesmo jeito e você se acomoda, pois essa zona é agradável, você já conhece suas variáveis. A zona de conforto não contém perigo no curto prazo, mas em médio e longo prazos ela é perigosíssima. Como é uma zona onde não há crescimento pessoal ou grandes aprendizagens, o risco ao longo do tempo é a estagnação, ficar para trás e, no futuro, ser arrancado da sua zona de conforto à força pelas circunstâncias negativas. Enquanto estiver nela, você não irá a lugar algum! Você conseguirá melhores resultados quando passar a agir fora da sua zona de conforto.[23]

Existe outra zona, nada agradável e que mantém você preso em situações ruins – no seu caso, a dor crônica. O ser humano tende a se acomodar em situações não muito favoráveis ou desconfortáveis. É por isso então que você é capaz de viver numa zona de conforto desconfortável, que é a zona de desconforto.

Eu aprendi esse conceito com o psiquiatra Helio Fádel durante uma reunião científica da clínica. Quando ele descreveu esse processo, percebi como várias vezes já estive na zona de desconforto na minha vida. Tenho certeza de que você identificará vários pontos ou momentos da sua vida onde esteve na zona de desconforto também.

Contarei uma história boba minha para ilustrar. Como residente de anestesista, eu deixei de ver o sol. Era minha rotina normal entrar no hospital antes das 7h e sair depois das 19h nessa época. Ficava presa no centro cirúrgico metade do dia, eu nunca sabia se o céu estava limpo ou se tinha uma tempestade devastando a cidade. Alguns finais de semana eram assim também, e eu nunca me importei. Aliás, nem reparei. Eu voltei a ver o sol quase diariamente quando comecei a fazer Dor na Santa Casa. A partir disso, quando ficava presa por muito tempo no centro cirúrgico, sem ver o sol, ficava profundamente incomodada e estressada.

Você acostuma-se com coisas boas e coisa ruins na sua vida! Diversos comportamentos que adota são responsáveis por manter você

---

23 COMO sair da sua zona de conforto e superar o medo. **Semente**, 27 set. 2018. Disponível em: https://sementepsicologia.com.br/blog/como-sair-da-zona-de-conforto-e-superar-o-medo/. Acesso em: 28 fev. 2023.

na sua zona de desconforto da dor crônica. Ao longo do livro, você será apresentado a diversos hábitos e rotinas responsáveis por manter você na zona de desconforto. Alguns você conhece, outros não.

Lembre-se que você já não ganha nada mantendo-se na sua zona de conforto, muito menos cravando o pé na zona de desconforto. Seus hábitos são responsáveis por gerar e manter a dor crônica. Logo, você precisa atuar neles para ficar livre delas. Às vezes você não está na plenitude do seu bem-estar com a dor, mas fica incomodado em ter que mudar, e assim vai levando sua vida de mãos dadas com a dor.

Não adianta nada saber o caminho para ficar livre das dores, você só conseguirá se desprender desse sofrimento quando começar a caminhar pela estrada correta e sair dessa zona de desconforto. Saber por onde deve caminhar e insistir em trilhar outro caminho não levará você a lugar algum.

Você quer ficar livre da dor, mas será que quer mudar alguma parte da rotina para que isso aconteça? O tratamento de dores crônicas envolve dedicação, persistência e mudanças de hábitos para que você consiga a cura ou o alívio duradouro.

Não se acostume com o que piora a sua dor. Nossa vida é feita de escolhas diárias e você precisa escolher entre se desfazer dos motivos das suas dores ou continuar a sofrer com eles. Eu sei que mudar dói, mudar é desafiador... mas não mudar dói mais ainda!

Deixe para trás o que não leva você a caminhar para fora da prisão da dor!

UMA QUESTÃO POLÊMICA, PORÉM NECESSÁRIA

Enquanto lê este tópico, quero que você se lembre de que apenas conversaremos sobre esse assunto porque ele é importante e pode estar impedindo o alívio do seu sofrimento. Combinado? Contarei para você o caso de Joana, uma portadora de dor crônica.

Joana me procurou com uma dor no braço que persistia havia anos devido a uma hérnia de disco. A paciente veio indicada por um fisioterapeuta, que relatava que Joana apresentava uma boa aderência ao programa de reabilitação. Eu realizei uma infiltração para aliviar o seu sintoma e ela saiu do hospital sem dor. No entanto, retornou na semana seguinte e falou algo que me marcou: "Doutora Amelie, eu ainda não consegui ficar feliz por estar sem dor".

Você estranhou essa frase de Joana, não estranhou? Ela ainda prosseguiu: "Eu estava muito feliz por estar sem dor, mas, no segundo dia, comecei a me lembrar de tudo que a dor me livrou nesses últimos anos e que vou precisar encarar a partir de agora. Tenho medo de não sentir mais dor".

Joana me contou que percebeu que a dor que sentia a poupou de diversas situações que ela preferia evitar, como, por exemplo, encontros com pessoas do trabalho do marido que não a agradavam, a data de uma prova de concurso, além de ser poupada de dramas familiares, entre outras coisas. Você sabe como sentir dor é horrível, mas senti-la livrou Joana de algumas situações que também eram dolorosas para ela.

Esse comportamento pode ser o responsável por você, sem perceber, estar sabotando o seu tratamento. Na Psicologia, chamamos isso de ganho secundário, que são os benefícios que uma doença pode oferecer ao seu portador e, assim, ainda que inconscientemente, ele tender a permanecer doente.[24]

Sem saber, talvez você esteja na mesma situação que a de Joana. Você pode estar obtendo algum benefício com as suas dores, e por isso, inconscientemente, evita encarar o problema. Eu falei que era uma

---

[24] BIEM, A. C. Os ganhos secundários podem estar te sabotando. **Psicologia Acessível**, 3 maio 2017. Disponível em: https://psicologiaacessivel.net/2017/05/03/os-ganhos-secundarios-podem-estar-te-sabotando/. Acesso em: 3 fev. 2023.

questão polêmica, mas necessária. E essa situação é mais comum do que você imagina. Se isso estiver acontecendo com você, saiba que está se sabotando na busca pelo alívio das suas dores.

Quando Joana me falou aquilo, eu fiquei perplexa e, ao chegar em casa, fiquei mais chocada ainda. Percebi que eu mesma já havia aproveitado um ganho secundário em relação a uma situação do meu passado e, por isso, eu não conseguia, até então, superá-la.

Se você está preso na dor e apresenta dificuldades de adesão ao tratamento, há chances de que esteja resistente à sua melhora devido a ganhos secundários. Para verificar se esse é o seu caso, observe se você recebe mais atenção, carinho e cuidados dos seus familiares, amigos e profissionais de saúde por causa do seu quadro de dor. Ou se a dor está livrando você de responsabilidades e tarefas diárias.

Ganhos secundários são sutis, muitas vezes passam despercebidos. Então, você precisa avaliar a situação com cuidado, calma e, principalmente, sem julgamentos! Não se martirize caso perceba que esse comportamento está presente. Mas é importante que você reconheça isso para que possa se livrar da dor!

Assim como falei em aceitar a dor, você também precisa aceitar que está cultivando-a. Também parece ser difícil se enxergar com dor e ainda precisar abrir mão desses "benefícios" que eram suas pílulas diárias de conforto. Abrir mão delas será um grande passo para você caminhar para fora dessa prisão. "É preciso força pra sonhar e perceber que a estrada vai além do que se vê."[25]

Eu prescrevo inicialmente para você coragem e força. Que você consiga se olhar com carinho e partir em busca do alívio das dores e de recuperar todas as coisas que a dor tomou de você!

---

25 ALÉM do que se vê. Intérprete: Los Hermanos. *In*: VENTURA. São Paulo: Ariola, 2003. Faixa 9.

VOCÊ PRECISA ACEITAR QUE TEM DOR PARA CONSEGUIR ABANDONAR TUDO QUE ESTÁ ALIMENTANDO ESSA SITUAÇÃO. ACOLHA A SUA CAPACIDADE DE MUDAR AS SUAS DORES!

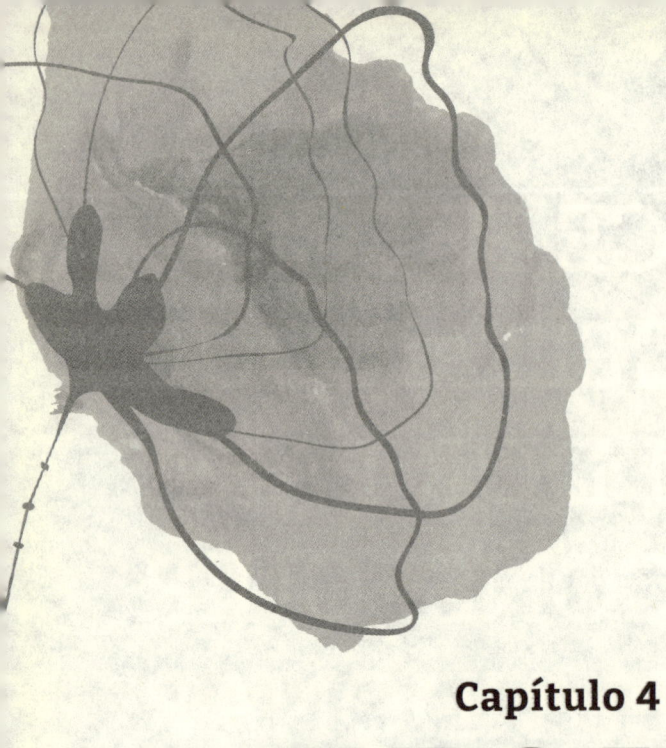

Capítulo 4

TUDO ESTÁ INTERLIGADO

EXISTE UM TRIÂNGULO PIOR QUE O TRIÂNGULO AMOROSO

Desculpe-me a simplicidade, mas resumirei todos os seus problemas com um simples triângulo. Pior do que uma pedra no sapato, que faz você caminhar com dificuldade, é a presença desse triângulo dentro de uma caixa, no meio da sua vida. A caixa até que é maleável e pode aumentar de tamanho, mas o triângulo é cheio de pontas que machucam. Conforme ele cresce, a sua vida se espreme de maneira desconfortável na caixa. A sua vida até pode crescer, mas é constantemente machucada pelas pontas do triângulo. Uma vida plena depende do controle do tamanho e das pontas do triângulo.

Imagine um triângulo equilátero, aquele com os três lados iguais. A dor crônica está em uma das pontas desse triângulo. Os lados do triângulo são formados por setas bidirecionais, que , ao se encontrarem, formam as pontas do triângulo. Ou seja, a dor crônica influencia as outras duas pontas, que, por sua vez, também a influenciam. Cada ponta do triângulo serve como apoio para as demais!

Você mesmo observa na sua vida um sistema de retroalimentação no qual a presença da dor impacta negativamente e aumenta a intensidade das outras duas pontas, que respondem da mesma maneira e aumentam a intensidade da sua dor. Isso faz o triângulo crescer e, consequentemente, limitar a sua vida na caixa.

Quando a dor crônica já está instalada, não existe outra maneira de aliviá-la que não seja atuando de maneira conjunta com as outras duas pontas do triângulo. O alívio da dor impacta positivamente nas outras duas pontas, que impactam na melhora da dor. Conforme aparamos as três pontas da aresta, fica mais confortável dividir a caixa com o triângulo.

Eu sei, você começou este livro em busca de uma solução para a sua dor e eu triplico o seu problema falando que você tem outras questões que precisam ser resolvidas para a cura ser efetiva. Mas existe uma grande vantagem nesse estilo de resolução, isso porque apresentarei diversas situações do seu dia a dia que influenciam as três pontas do triângulo. Ou seja, mostrarei recursos que serão responsáveis pelo alívio direto das suas dores e também pelo alívio indireto, visto que essas ferramentas também atuarão nas outras pontas do triângulo.

Vamos começar com a primeira ponta... .

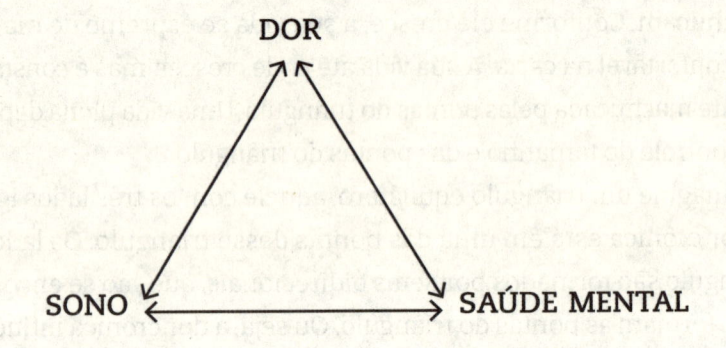

PAINSOMNIA: A INSÔNIA DOLOROSA

Uma das duas outras pontas do triângulo corresponde aos distúrbios de sono. No começo, você até dormia como um modo de fugir da dor. Eram as suas horas de alívio, até que a dor cresceu e passou a interferir também no seu descanso. Além de a dor dificultar o início do sono, ela também faz você acordar várias vezes durante a noite. E cada vez que você desperta pela dor, novamente tem dificuldade de voltar a dormir. Os remédios já não fazem efeito no seu sono e você acorda como se tivesse sido atropelado por um caminhão.

Não existe alívio da dor sem a correção dos distúrbios do sono! Dor crônica e problemas de sono têm uma relação bidirecional que pode levar a um ciclo frustrante de desconforto e insônia. Pesquisas mostram que a dor interfere no sono e, ao mesmo tempo, um sono ruim pode tornar a pessoa mais sensível à dor.[26]

Estudos epidemiológicos mostraram que a má qualidade e a duração insuficiente do sono são fatores de risco para o desenvolvimento de dor crônica. Além disso, existem evidências de que um sono curto e perturbado pode causar amplificação da dor (hiperalgesia) e desenvolvimento de sintomas espontâneos de dor, como as musculares ou as de cabeça. [27]

"Painsomnia" é um termo que descreve a incapacidade de adormecer devido a dores prolongadas ou intensas e foi criado pelos próprios portadores para descrever os desafios de conviver com essa associação de distúrbios de sono e dores crônicas.

Você não deve encontrar muito do termo nas plataformas científicas, mas isso não invalida a relevância dele. Pelo contrário! Um termo criado pelos próprios portadores nos mostra como essa condição é prevalente e desgastante, tanto que a presença desses dois fatores (a má qualidade e a duração insuficiente do sono) aumenta o risco de suicídio em portadores de dores crônicas.

Então, a minha dica para você, portador ou não de dores crônicas, é: *cuide do seu sono*. Você pode até se preocupar com a sua saúde, procurar se exercitar regularmente, comer bem etc., mas duvido que você tenha alguma atitude no seu dia a dia que objetiva a melhora do sono.

---

26 HAACK, M. *et al*. Sleep Deficiency and Chronic Pain: Potential Underlying Mechanisms and Clinical Implications. **Neuropsychopharmacology**, ano 45, n. 1, p. 205-216, 17 jun. 2020. Disponível em: https://pubmed.ncbi.nlm.nih.gov/31207606/. Acesso em: 28 fev. 2023.

27 MAIA, G. P. **Relação entre dor crônica e alterações da qualidade do sono: revisão sistemática**. Trabalho de Conclusão de Curso (Graduação em Medicina) – Universidade Federal da Bahia, Salvador, 2014.

Um sono de qualidade é responsável por manter o corpo em pleno funcionamento. As funções do sono são inúmeras, como melhora do humor, prevenção de lesões, regulação da glicemia e da pressão arterial, melhora do sistema imune, redução do estresse, controle de apetite e auxílio no emagrecimento. Um sono de qualidade melhora a memória, a aprendizagem e as funções cognitivas.

Agora você já imaginou o efeito de sofrer com dores crônicas e não dormir bem? Isso nos leva à última ponta do triângulo.

"DOUTORA, QUANDO ELE ESTÁ NERVOSO, A DOR PIORA"

Qualquer profissional que trabalha com portadores de dores crônicas escuta diariamente alguma coisa semelhante dos acompanhantes, ou até dos próprios pacientes, sobre as interações dos seus sentimentos na exacerbação ou atenuação da dor crônica.

A dor crônica e os distúrbios de saúde mental são comuns na nossa população; a prevalência de dores crônicas varia de 2% a 40% e a prevalência de transtornos mentais varia de 17% a 29%. Dor crônica e distúrbios de saúde mental também possuem uma relação bidirecional. Você até imagina que é algo óbvio, não existe como alguém sofrer tantos anos com dor, associada com distúrbios de sono, sem algum impacto na saúde mental.[28]

Mas essa relação bidirecional vai além do óbvio. Diversos estudos mostram que a dor crônica e a saúde mental compartilham as mesmas áreas anatômicas e mecanismos neurais no sistema nervoso.

---

[28] HOOTEN, W. M. Chronic Pain and Mental Health Disorders: Shared Neural Mechanisms, Epidemiology, and Treatment. **Mayo Clinic Proceedings**, ano 91, n. 7, p. 955-970, 22 jun. 2016. Disponível em: https://pubmed.ncbi.nlm.nih.gov/27344405/. Acesso em: 28 fev. 2023.

Imagine dois adultos que estão acostumados a dormirem sozinhos em camas de casais, mas que acabaram tendo que compartilhar uma cama de solteiro. Um não consegue dormir bem, muda de posição toda hora e atrapalha o sono do outro. E vice-versa. Como as duas funções compartilham áreas semelhantes, uma acaba interferindo no funcionamento da outra. Logo, o uso de intervenções tanto farmacológicas quanto comportamentais devem ser direcionadas para ambas as condições.

Provavelmente você pensou somente na depressão ou ansiedade quando falei sobre a associação da saúde mental e dores crônicas. Além dessas duas doenças clássicas, os indivíduos com dor crônica correm o risco de desenvolver outras questões de saúde mental, incluindo suicídio, tabagismo, alcoolismo, transtornos por uso de substâncias. A situação vira uma bola de neve, podendo deixar o portador em situações de extrema vulnerabilidade, infelizmente não é raro pacientes que apresentam dores crônicas terem sofrido violência sexual, por exemplo.

Você consegue entender agora como as pontas do triângulo se interrelacionam e qual a importância de olhar para elas de maneira conjunta? Ao longo das próximas páginas, apresentarei soluções integradas para esses desafios da sua vida.

ANTES DE PLANTAR, VOCÊ PREPARA O SOLO

Imagino que em algum momento você pensou: *basta tomar um remédio para dormir, um para dor e um antidepressivo e acabo com esse triângulo rapidamente*. Mas não é assim que abordamos esse cenário. Já conversamos sobre a hipermedicalização da dor na nossa sociedade e a mesma coisa acontece com os distúrbios relacionados ao sono e à saúde mental. Os remédios possuem um papel, mas a abordagem dessas situações vai muito além de um comprimido, ou de vários!

As dores crônicas, o sono e a saúde mental possuem uma relação com algo que você nunca imaginou, que é o seu estilo de vida. É ele que determina o nosso estado de saúde. Ou seja, um desequilíbrio leva a uma saúde ruim e um esquema saudável geralmente leva a uma boa saúde.

Se você interferir no seu estilo de vida, qualquer tratamento que fizer para melhorar uma das três pontas do triângulo já terá resultados melhores. Pense no seu tratamento como pensaríamos em uma plantação. Quando quer plantar algo, você prepara o solo com nutrientes, irriga com água, retira ervas daninhas e fornece iluminação adequada. Agora imagine um terreno abandonado do lado da sua casa. Se você plantar a mesma semente nos dois terrenos, em qual colherá melhores resultados?

A mesma situação acontece quando realizamos qualquer tratamento em uma pessoa com uma vida equilibrada. Colheremos melhores resultados do mesmo tratamento para a mesma doença quando compararmos esses resultados com os de uma pessoa com um estilo de vida ruim. Então, como parte do planejamento estratégico em busca do alívio das suas dores, precisamos que sejam realizadas alterações no seu estilo de vida, para haver melhora no quadro de dores crônicas, sono e saúde mental.

"Grandes coisas são feitas por uma série de pequenas coisas reunidas." Essa frase, geralmente atribuída a Van Gogh, se adequa perfeitamente a tudo o que você aprendeu sobre o contexto das dores crônicas, tanto em relação ao surgimento da dor em si quanto ao tratamento dela. Você realizará pequenas mudanças que, somadas, promoverão a redução do seu temido triângulo.[29] Você ainda ganhará outro prêmio ao fazer isso: aumento na qualidade e na sua expectativa de vida. Essa é uma mudança que já pode ser percebida na sociedade: você provavelmente viverá mais que seus pais e seus avós, mas isso não significa que está vivendo melhor. Afinal, o

---

29 GRANDES coisas são feitas... [atribuída a Vicent Van Gogh]. Pensador, 2023. Disponível em: https://www.pensador.com/frase/Mjg5MjcxNQ/. Acesso em: 28 fev. 2023.

aumento da expectativa de vida gerou maior incidência de doenças crônicas que provocam limitações. Ao realizar algumas mudanças para resolver um problema agora, você conseguirá prevenir e tratar outras doenças crônicas que apareceriam no futuro.

Como você pretende passar seus últimos anos de vida? Os benefícios colhidos com o tratamento da dor vão muito além dela. Deixarei outro vídeo no QR Code a seguir para que você reflita sobre o assunto.

Aponte a câmera do celular
para o QR Code ao lado
e acesse o conteúdo.

https://www.instagram.com/p/Ca-ykXrvACp/?igshid=YmMyMTA2M2Y%3D

ANTES DE VIAJAR ABASTEÇA O TANQUE

A dor cresceu aos poucos e você nem percebeu!

Ela chegou tão sorrateira, pequena e silenciosa e então, de repente, passou a ocupar grande parte da sua vida! Você não enxerga nem reconhece mais nada em sua jornada, apenas as dores. Isso desanima você em todos os aspectos da vida! Desanima até na busca pelo alívio do seu sofrimento.

Eu sempre pergunto como posso ajudar aquela pessoa na minha frente. Essa é a minha pergunta chave quando começo a consulta. Ao longo desses anos, poucas pessoas falaram inicialmente da dor, mas se vasculhar meus prontuários médicos, encontrará respostas diversas sobre desejos, sonhos e momentos que foram roubados pela dor.

Carlos foi um dos primeiros portadores de dores crônicas que atendi no consultório. Quando perguntei como poderia ajudá-lo, ele me disse que gostaria de ter a sua vida de volta, a dor decorrente da pancreatite crônica limitava todas as suas atividades havia anos. Ele tirou um papel da pasta, e logo imaginei que era uma lista de remédios ou o resumo da sua história. Não era nenhum dos dois.

Compartilho com você o que estava escrito naquele papel e que se tornou uma ferramenta simples e eficaz que utilizo muito no consultório: uma lista de desejos. Você deve se lembrar de coisas prazerosas e simples de que você sente falta no seu dia a dia, desejos e metas que foram roubados pela dor.

Faça sua lista, a meta da sua jornada comigo será realizar tais desejos novamente! Coloque uma meta ambiciosa e metas mais factíveis para que você as realize pouco a pouco e obtenha motivação para continuar! Manter o foco na lista pode ser a dose de ânimo e coragem de que você precisa para iniciar o seu tratamento. Vamos lá?

"SE NÃO FOSSE A DOR, EU GOSTARIA DE…"

- [ ] _____
- [ ] _____
- [ ] _____
- [ ] _____
- [ ] _____
- [ ] _____
- [ ] _____

O AUMENTO DA EXPECTATIVA DE VIDA GEROU MAIOR INCIDÊNCIA DE DOENÇAS CRÔNICAS QUE PROVOCAM LIMITAÇÕES. AO REALIZAR ALGUMAS MUDANÇAS PARA RESOLVER UM PROBLEMA AGORA, VOCÊ CONSEGUIRÁ PREVENIR E TRATAR OUTRAS DOENÇAS CRÔNICAS QUE APARECERIAM NO FUTURO.

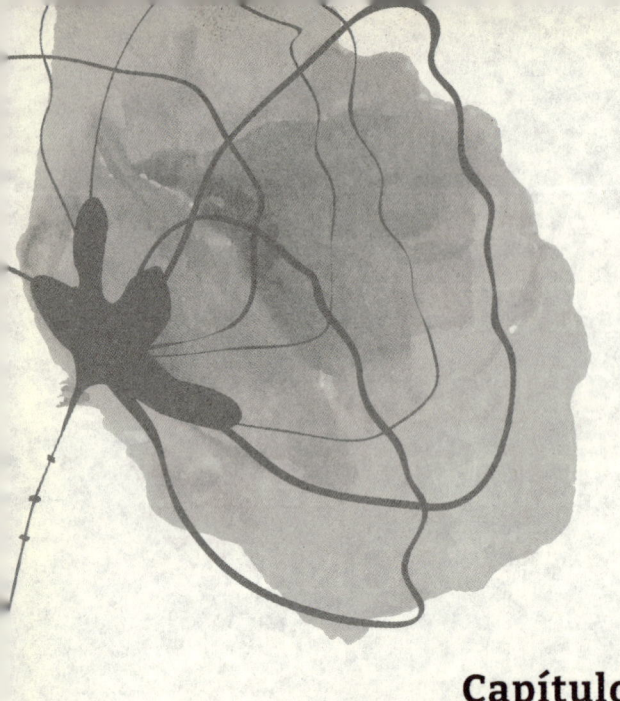

Capítulo 5

SEJA UM ENTENDEDOR

KNOW PAIN WE GAIN

"Aquele que tem um porquê para
viver pode enfrentar quase
todos os comos" – Viktor Frankl[30]

Não foi durante minha prática clínica de consultório que percebi a importância da educação em dor do portador. A literatura científica já comprovou que o conhecimento é um recurso terapêutico necessário e com bons resultados no alívio das dores.[31]

Você não está nem na metade do livro e já aprendeu muitas coisas que não sabia antes sobre esse assunto que você vivencia diariamente. Quanto do que você sabia estava totalmente distorcido ou equivocado? Entender alguns pontos sobre a dor é fundamental para compreender por que o tratamento vai muito além de tomar analgésicos.

Um conhecimento adequado sobre a dor é capaz de derrubar várias crenças, medos e mitos que dificultam o tratamento a longo prazo. Orientações corretas e bem transmitidas são capazes de encorajar você a quebrar o círculo da dor crônica e reduzir todas as limitações que ela provoca no seu cotidiano.

Eu sei que mudar dói, mas não mudar dói do mesmo jeito. Ao entender o processo, você entenderá que essas mudanças, além de provocarem o alívio das suas dores, serão responsáveis também por você resgatar a sua vida e prevenir ou tratar de maneira conjunta diversas outras doenças crônicas.

30 FRANKL, V. E. **Em busca de sentido:** um psicólogo no campo de concentração. Petrópolis: Vozes, 1991.

31 PRATICANDO educação em dor com seu paciente. **Grupo de Pesquisa em Dor**, [s.d]. Disponível em: http://www.paininmotion.be/storage/app/media//materials/praticando-educacao-em-dor-com-seu-paciente-novo.pdf. Acesso em: 4 fev. 2023.

Você não precisa saber tudo o que eu sei sobre dor, apenas o que você pode fazer para melhorar sua qualidade de vida. Separei alguns pontos estratégicos que você precisa saber para compreender que muitas vezes tratar a dor é menos sobre a própria dor e muito mais sobre o resto da sua vida. O conhecimento é a chave da sua vitória! #knowpainwegain

UM PARALELO COM DIABETES

A dor como doença é algo difícil de entender, eu sei! Observo na prática como é uma questão que dificulta até na aderência ao tratamento. Farei um paralelo com outra doença, no caso, a diabetes, para ficar mais fácil enxergar alguns pontos importantes. Apresentarei dois personagens para você: Vera, recém diagnosticada com diabetes mellitus tipo II e Laura, que recebeu o diagnóstico de dor crônica devido a uma dor de cabeça.

Vera não apresenta sintomas significativos no dia a dia. Embora diabetes não apresente cura, ela cuidará da doença do mesmo jeito. Ela tem outros casos na família e sabe que, apesar de não sentir nada hoje, a diabetes pode causar outros problemas mais sérios se não for acompanhada de perto.

Laura se assusta quando o médico informa que a sua dor de cabeça é crônica e talvez não tenha cura. Inclusive ela questiona "Por que tratar, então?". Laura precisa tratar pelo mesmo motivo de Vera: a dor não tratada pode acarretar consequências desastrosas. E dor crônica é diferente de dor intratável! Você precisa saber que a dor pode não ter cura, mas sempre tem um tratamento para que você fique aliviado e possa ter mais qualidade de vida.

Vera iniciou o tratamento de diabetes, mas não consegue manter a glicemia em níveis adequados. Ela retorna ao endocrinologista para ajuste do tratamento. Laura também não apresentou uma melhora satisfatória da dor, então já marcou uma consulta com outro profissional que lhe foi indicado.

Portadores de dores crônicas apresentam uma tendência de migrar entre diversos profissionais quando não conseguem um alívio satisfatório ou imediato das suas dores. Sempre que eu consulto um paciente pela primeira vez, alerto sobre dois pontos importantes:

- Saiba que você voltará na próxima consulta com dor! Não conseguiremos resolver uma dor que dura meses, ou até mesmo anos, da noite para o dia. Eu quero que você observe se a dor estará mais leve, se dorme melhor, se o nível de irritação diminuiu ou se já consegue realizar atividades que não conseguia realizar antes;
- Estamos no plano A para alívio das suas dores! Caso ele não funcione, tentaremos o plano B, plano C, D... até que você consiga um alívio satisfatório das suas dores.

O tratamento da dor crônica envolve uma série de medidas para que você tenha uma melhora, são muitos fatores que geram e mantêm a dor como uma constante em sua vida e eles todos precisam ser analisados e ajustados para se ter um resultado. Quando você troca rotineiramente de profissional, interrompe o tratamento e começa do zero todo o processo, ou seja, esse ajuste fino se perde. A dor não vai se resolver da noite para o dia, e esse reinício constante frustra o portador e prejudica a sua melhora.

E por falar em uma "série de medidas"... A endocrinologista de Vera a orientou sobre a importância de um acompanhamento nutricional, prática de atividades físicas, equilíbrio do sono e até da gestão do estresse, visto que ele também pode influenciar na taxa glicêmica. Vera entendeu a lógica das orientações, afinal a diabetes não é somente uma taxa de açúcar no sangue "que sobe e desce", mas uma doença complexa influenciada por inúmeras situações.

Vera foi muito bem orientada. Diferente de Laura, que não recebeu informações detalhadas e queria somente um remédio para abrandar a dor de cabeça, justificando que "dor se trata com remédio".

Repito, assim como em qualquer doença crônica, são múltiplos os fatores responsáveis por gerar e manter a dor. Quero que você se lembre de que tudo influencia na dor e a dor influencia em tudo! Muitas vezes o tratamento da dor será, antes de tudo, direcionado para a correção desses fatores responsáveis por alimentar a dor.

"O VENTO DÓI" – ENTENDA POR QUE VOCÊ SENTE MAIS DOR

Em uma manhã de visitas na enfermaria da Santa Casa de São Paulo, fomos chamados para responder a uma interconsulta na pediatria. O médico responsável pela paciente solicitou que somente eu entrasse para avaliá-la, visto que se tratava de uma adolescente que estava sem roupa e eu era a única mulher do Serviço de Dor presente naquele dia. Ao entrar no quarto, eu escutei da garota: "Doutora, feche a porta devagarinho para não fazer corrente de ar. O vento dói tanto".

O vento não provoca dor quando toca a minha pele, mas pode provocar dor em você que tem essa sensibilidade. Também algo que era para provocar uma dor leve pode desencadear uma mais intensa. Você já sentiu que era mais "sensível" à dor? Isso pode acontecer após você sentir dor durante muito tempo.

Quando você torce o pé, não é ele que dói! Você chega em casa à noite e aperta o interruptor de luz que, de maneira automática, acende a lâmpada da sua sala, iluminando o ambiente. Não é o interruptor que ilumina o ambiente. Quando você o aperta, ele aciona internamente um botão que libera energia até a lâmpada. A mesma coisa acontece com a sua dor!

A torção estimula os receptores de dor (nociceptores), que são os "interruptores" da dor. Esses interruptores são os responsáveis por "deixar passar" para o seu cérebro, que é a lâmpada, a transmissão do impulso doloroso. Tal qual como a lâmpada converte a energia elétrica em luz e ilumina a sua sala, é o seu cérebro que reconhece o impulso e o converte em dor.

PORTADORES DE DORES CRÔNICAS APRESENTAM UMA TENDÊNCIA DE MIGRAR ENTRE DIVERSOS PROFISSIONAIS QUANDO NÃO CONSEGUEM UM ALÍVIO SATISFATÓRIO OU IMEDIATO DAS SUAS DORES.

Alguns sistemas de iluminação permitem que você deixe a sua sala mais iluminada ou mais escura. Isso também pode acontecer com a sua dor, já que o cérebro não quer que você a sinta! O nosso sistema nervoso central tenta frear ou até parar a transmissão do impulso doloroso, o que ocorre através da modulação da dor, conjunto de mecanismos que podem atenuar essa transmissão. Ou seja, o impulso chega mais fraco e gera menos dor.[32]

A sensibilização central é um fenômeno que acontece frequentemente em pessoas que sofrem com dores constantes. Ela é o resultado de mudanças que ocorrem no sistema nervoso central. Quando você sente dor sem parar, mesmo que sejam leves, ocorre um desequilíbrio entre a transmissão e a atenuação do impulso doloroso causado pela hiperestimulação da via de transmissão da dor. Na prática, isso leva a situações que proporcionam uma amplificação do impulso doloroso ao invés da diminuição!

A adolescente do caso que contei possui alodinia, que é uma das consequências da sensibilização central. A palavra vem da junção de duas palavras gregas, *allo* (outro) e *odyne* (dor). Assim, alodinia se refere a uma alteração no modo como você sente dor. Alodinia é uma dor provocada por estímulos que normalmente não a gerariam; como o vento, a água escorrendo no seu corpo durante o banho, o sutiã ou até mesmo o leve toque do lençol da cama. Mesmo situações extremamente delicadas podem gerar um grande desconforto para o portador da condição. Qualquer situação pode gerar dor![33]

Outro fenômeno relacionado à sensibilização central é conhecido como hiperalgesia. Nessa situação, um estímulo que normalmente

---

32 FISIOPATOLOGIA da dor. **Dor Crônica**, 3 set. 2021. Disponível em: https://www.dorcronica.blog.br/fisiopatologia-da-dor/. Acesso em: 28 fev. 2023.

33 ALOIDINIA: quando o toque é doloroso. **Singular**, [*s. d.; s. l.*]. Disponível em: https://www.singular.med.br/midia/blog/429-alodinia-quando-o-toque-e-doloroso.html. Acesso em: 28 fev. 2023.

causaria uma dor leve passa a provocar uma dor forte. Ou seja, qualquer situação dolorosa provoca uma dor muito mais intensa no portador que apresenta sensibilização central.

Em ambos os fenômenos, a dor é desproporcional ao estímulo. Ou seja, você realmente sente dores intensas provocadas por estímulos leves. Ou até sente dor em situações que não eram para provocar dor! A sensibilização central, a alodinia e a hiperalgesia têm um efeito dramático na vida dos portadores de dores crônicas.

O tratamento adequado da dor, mesmo que aguda, é importante para que não ocorra a sensibilização central. Existem práticas que possibilitam a dessensibilização e melhora da alodinia e da hiperalgesia, compostas por uma série de medidas, entre elas medicações especiais, terapia do movimento, exercício físico e procedimentos intervencionistas. Profissionais da saúde mental também são grandes aliados nesse tratamento.

Nunca foi frescura! Sempre foi dor!

O EXAME NÃO DIZ NADA SOBRE A SUA DOR

Para a sua consulta, Bruno levou o laudo da ressonância lombar, que mostrava degeneração de várias estruturas, como discos intervertebrais, articulações facetárias e processos espinhosos, além de uma retrolistese, lordose acentuada com escolioses, abaulamentos discais com compressão de raiz nervosa, inúmeros osteófitos (bico de papagaio), entre outras graves alterações. Você imagina a intensidade da dor lombar de Bruno? Bem, ele não sentia dor na lombar apesar de todas as alterações apresentadas no exame de imagem! Ele me procurou para tratar uma síndrome do túnel do carpo, que provoca dor na mão.

Como assim? Como ele não tinha dor na coluna com aquele laudo? Aprenda agora uma das coisas mais preciosas no tratamento da dor: exames de imagem não mostram a sua dor e nem a intensidade dela.

Os exames de imagem mostram todas as alterações anatômicas que você possui, sendo elas degenerativas ou não. A presença dessas alterações não significa obrigatoriamente que elas sejam responsáveis pela sua dor. Alterações estão presentes em todos nós, e nem sempre causam sofrimento físico. Devemos ficar atentos para não desencadear intervenções cirúrgicas desnecessárias!

Uma revisão sistemática, um dos modelos de publicação científica mais confiáveis, mostrou que alterações degenerativas na coluna são encontradas em grande parte da população que não tem dor na coluna.[34]

A pesquisa também demonstrou que essas alterações degenerativas apresentam uma prevalência crescente com o aumento da idade. Alguns achados como degeneração de disco estavam presentes em quase 90% dos indivíduos com 60 anos ou mais. As alterações degenerativas fazem parte do processo normal de envelhecimento, e geralmente não estão ligadas a problemas que vão gerar dor ou que necessitam de intervenção cirúrgica. Existe um comentário do fisioterapeuta Rogério Liporaci sobre esse assunto que é sensacional. Ele fala que alterações degenerativas são iguais a cabelo branco: todo mundo vai ter.[35]

Esses achados nem são exclusivos da população idosa. O trabalho também mostra que 50% das pessoas sem dor na coluna na faixa dos 30 a 39 anos apresentam degeneração do disco, perda de altura ou abaulamento. A pesquisa também demonstrou que a degeneração do disco foi encontrada em 1/3 dos jovens com 21 anos. Ou seja, mesmo

34 BRINJIKJI, W. *et al.* Systematic Literature Review of Imaging Features of Spinal Degeneration in Asymptomatic Populations. **American Journal of Neuroradiology**, ano 36, n. 4, p. 811-816, abr. 2015. Disponível em: https://pubmed.ncbi.nlm.nih.gov/25430861/. Acesso em: 28 fev. 2023.

35 Rogério Liporaci é um escritor best-seller com dois livros sobre dor publicados pela Editora Gente: *A vida sem dor é possível* e *Controle sua dor e comande sua vida*.

em adultos jovens, as alterações degenerativas podem ser verificadas no exame, mas não possuem relação causal com dor.

Você não é um exame de imagem! Os achados de imagem necessitam ser compatíveis com o seu relato da dor e com o seu exame físico. Quem define a presença e a intensidade da dor é você e não um laudo médico. A presença ou intensidade da dor não estão sempre relacionadas com a presença ou extensão de uma lesão.

O seu corpo não é um carro quebrado que necessita de conserto. Assim como o médico não é um mecânico que avaliará as peças que necessitam de reparo, irá consertá-las e colocará o carro para andar novamente. O tratamento da dor crônica não funciona assim. Até porque a peça quebrada (lesão) não é necessariamente a que impede o seu carro de funcionar.

Lembre-se: lesão e dor não são sinônimos!

"O MÉDICO ME PRESCREVEU ANTIDEPRESSIVO PARA DOR"

A primeira coisa que você precisa saber: isso não significa, em momento algum, que a sua dor é psicológica ou que o médico não acredita que você está sentindo ela. Provavelmente esses pensamentos passaram pela sua cabeça!

Imagine a situação: você possui uma dor que não melhora por nada, já passou por inúmeros profissionais, recebe a prescrição de uma medicação nova, chega em casa e vai pesquisar sobre o remédio na internet. Você acredita que até as crianças que eu atendo também procuram informações sobre seu tratamento ou doença na internet?

"Eu tenho dor e o médico não me passou um remédio para dor, me passou um analgésico! Outro profissional que não acredita na minha dor..." Esse tipo pensamento surge automaticamente na sua cabeça. Sempre que prescrevo um antidepressivo ou anticonvulsivante para você, que é portador de dor crônica, eu gasto um tempo da minha consulta explicando o porquê. Muitos portadores já passaram por médicos que prescreveram essas classes de medicação sem explicar o motivo, o que pode causar desconfiança por parte do portador.

Os antidepressivos e anticonvulsivantes são remédios considerados adjuvantes no tratamento da dor crônica. Medicamentos adjuvantes são aqueles desenvolvidos inicialmente para tratar outras doenças e que os estudos científicos mostraram eficácia no tratamento das dores crônicas. Inclusive, são remédios que ajudam na redução da sensibilização central.

Outro questionamento comum são as receitas médicas com diferentes tipos de remédios para dor. Esse modelo de receita é uma estratégia para reduzir a dor que chamamos de analgesia multimodal. A estratégia multimodal refere-se ao uso de vários medicamentos ou técnicas analgésicas diferentes de maneira simultânea; assim, várias frentes são tratadas ao mesmo tempo.

Você se lembra da comparação que eu fiz entre transmissão do impulso doloroso x interruptor-lâmpada? A energia elétrica (impulso doloroso) chega à lâmpada por diferentes fios, e a utilização de diferentes estratégias farmacológicas permite que esses fios sejam "cortados", evitando assim a transmissão do impulso doloroso indesejado. Quando bloqueamos esses caminhos, reduzimos a intensidade da dor e todas as consequências dela na sua vida.

Assim, conseguimos com doses menores de medicações diferentes um controle mais efetivo da dor. Outro ponto positivo é que essas doses reduzidas causam menos efeitos colaterais.

"Mas você falou que o grande problema da nossa sociedade é a hipermedicalização da dor!" Sim, alertei sobre isso no começo do livro. Mas observe que reservei um tópico de um capítulo para falar sobre a importância da medicação bem utilizada. Ao mesmo tempo, reservei também capítulos inteiros para falar de estratégias não farmacológicas que impactam no alívio de suas dores.

QUEM DEFINE A PRESENÇA E A INTENSIDADE DA DOR É VOCÊ E NÃO UM LAUDO MÉDICO. A PRESENÇA OU INTENSIDADE DA DOR NÃO ESTÃO SEMPRE RELACIONADAS COM A PRESENÇA OU EXTENSÃO DE UMA LESÃO.

A medicação possibilita um alívio da dor para que você consiga recuperar o fôlego e aderir a um tratamento que envolve diversas medidas não farmacológicas. Os remédios são seus aliados ao longo da caminhada em busca do alívio da dor.

A FÓRMULA PERFEITA PARA GANHAR DINHEIRO

Você já pensou na fórmula perfeita para ganhar dinheiro e criar, ou perpetuar, um problema alheio? Simples! Pegue uma população desesperada, com uma demanda complexa, e ofereça um produto que resolva o problema de maneira simples! Não se esqueça de uma narrativa mostrando as vantagens do produto, inclusive o discurso que é "natural".

Uma vez me encaminharam um post de internet com o seguinte título: "Número de crianças intoxicadas por melatonina nos EUA aumentou 530% na última década".[36] Vou analisar a criação dessa situação com você:

- População desesperada: pais em privação de sono;
- Demanda complexa: criança que não dorme;
- Produto: melatonina;
- Narrativa: a melatonina é vendida como a cura para insônia e comercializada como suplemento. "Nem é remédio! Nosso próprio corpo produz! Natural".

Será? Se seguirmos a lógica, há outras substâncias que nosso corpo produz, como insulina e adrenalina. Você tomaria algumas delas sem orientação e acompanhamento especializado?

---

36 NÚMERO de crianças intoxicadas por melatonina nos EUA aumentou 530% na última década. **Revista Crescer**, 5 jun. 2022. Disponível em: https://revistacrescer.globo.com/Saude/noticia/2022/06/numero-de-criancas-intoxicadas-por-melatonina-nos-eua-aumentou-530-na-ultima-decada.html. Acesso em: 28 fev. 2023.

Promessas em saúde estão espalhadas pelas mídias na forma de soluções simples que resolvem várias situações complexas como obesidade, distúrbios de sono, sedentarismo, doenças de pele, fadiga e, claro, a própria dor crônica. Produtos como remédios naturais, colchões, travesseiros, imobilizadores, massageadores, entre outros são vendidos em todos os lugares como a solução para a sua dor, mas sabemos que a resposta não é tão simples.

Você também precisa ficar alerta com promessas de profissionais de saúde. Principalmente aqueles que questionam as terapias baseadas em evidências científicas e propagam terapias novas, revolucionárias e que resolvem diversos problemas.

Muitas vezes vemos propagandas de tratamentos duvidosos, e o profissional afirma que o tratamento é "aprovado pela ciência". Não basta o tratamento ser baseado em um trabalho científico. A qualidade do trabalho científico também é importante, cada um possui um grau de evidência diferente, ou seja, possui também consistência diferente.

Outra situação para você ficar alerta é o "funcionou com fulano". Se determinado tratamento funcionou com fulano, e esse tratamento não tem um respaldo da literatura científica, tome cuidado, os trabalhos científicos são importantes para validar a segurança daquela técnica.

Se ocorreu um caso isolado de um tratamento que funcionou para determinado paciente, sem evidência científica até então, sabe qual o próximo passo? Pesquisar mais sobre o tratamento; testá-lo em voluntários com o problema pré-selecionados e em pessoas sadias; avaliar como esses pacientes ficarão nos próximos meses e anos; fazer outros trabalhos para comparação e, só depois, começar a utilizar esse tratamento no público em geral, sem todo esse processo que garanta segurança, uma técnica "inovadora" pode ser bastante perigosa.

O conhecimento adquirido com a experiência do profissional é fundamental para diagnosticar a doença e propor procedimentos e intervenções que caibam para o seu caso. Mas a experiência isolada não é suficiente para determinar se uma técnica funciona ou não, imagine experiências que sequer foram validadas.

Uma vez um portador de dores crônicas me ligou feliz. Ele consultou um médico em São Paulo que prometeu curar tanto a neuralgia pós-herpética, uma das dores crônicas com tratamento mais desafiador, quanto a doença hepática crônica, sendo que ele já estava na fila para receber um transplante de fígado.

Eu sei que nem sempre o que um profissional de saúde explica é entendido claramente pelo paciente. Falei que entraria em contato mais tarde para esclarecer melhor os detalhes do tratamento. Na mesma manhã, a filha, que também tratava comigo, fez contato telefônico indignada com a "consulta milagrosa". Ela acompanhou o pai e realmente foi prometido a cura das duas doenças por meio do uso de um único remédio.

Eu comecei conferindo no site do Conselho de Medicina e não constava nenhum registro de especialista (RQE) para o tal médico. Esse registro é o reconhecimento oficial que prova se o seu médico é especialista ou não! Se você entrar na busca por médicos no site do Conselho de Medicina[37] e procurar o meu nome, além do meu número de registro no conselho, aparecerão dois RQEs, que são os de especialista em anestesiologia e o de atuação em dor crônica.

Ou seja, o médico que prometeu curar duas patologias das mais difíceis não era especialista nem em medicina da dor e nem em gastroenterologia ou hepatologia. Você acha que duas doenças graves seriam curadas por um médico que não era especialista em nenhuma das áreas?

À tarde entrei em contato com aquele portador de dores crônicas, que me explicou mais sobre o tratamento, um remédio que só esse médico prescrevia e que era aplicado com uma máquina alemã, a única

---

37 BUSCA por médico. **Conselho Federal de Medicina**, 2023. Disponível em: https://portal.cfm.org.br/busca-medicos/. Acesso em: 28 fev. 2023.

no Brasil. Isso até justificava o alto preço cobrado, em torno de 2 mil reais por sessão. O médico relatou a cura de diversas outras doenças com esse tratamento, inclusive câncer.

Eu fiz a minha parte e alertei que era um tratamento que não tinha respaldo científico e não havia nada publicado sobre o assunto até então. Ele ficou bravo e não retornou mais ao meu consultório. Soube pela filha que o tratamento não surtiu o efeito esperado.

O tratamento da dor crônica envolve dedicação, persistência e mudança de hábitos. O nosso estilo de vida possui uma ligação importante com a geração e manutenção de doenças, entre elas as dores crônicas. Se não conseguirmos trabalhar a causa, não conseguiremos tratar as doenças.

Não existe tratamento da dor que não envolva mudanças! Já conversei com você que mudar dói, que mudar é desafiador, mas se você não abraçar esse processo, a dor simplesmente aumentará. Tome cuidado com promessas de curas milagrosas que geram lucros para quem promete e desgaste para os portadores que já sofrem com doenças e sequelas.

"Doutora, eu já comecei o tratamento e gostaria de investir em um colchão. Qual você me sugere?" Eu sugiro que você invista o seu dinheiro em algum profissional, como um bom fisioterapeuta, educador físico, nutricionista ou profissional da saúde mental!

As promessas fáceis e rápidas estão espalhadas em todos os lugares. Você precisa ficar alerta especialmente nos momentos de crise da dor, que são aqueles em que você fica vulnerável e sujeito a cair em armadilhas de charlatões. Este é o tipo de informação que deve ser compartilhada como um alerta em relação a falsas promessas, não só no âmbito da dor crônica como da saúde de maneira geral.

Lembre-se de que você é adulto e sabe que soluções prontas não caem do céu!

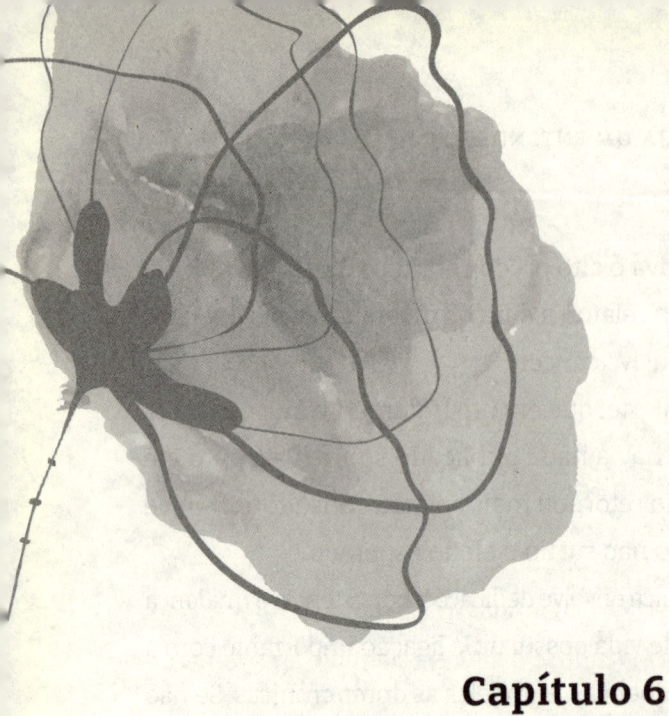

O PONTO DE PARTIDA DA SUA JORNADA

Os capítulos 7, 8, 9 e 10 não precisam seguir a ordem da publicação, você pode começar pelo capítulo que achar mais interessante ou mais relevante para o seu caso. Agora, o capítulo 6, não! Preciso que você comece por aqui e leia atentamente antes de seguir para os demais.

Não sou eu quem enfatizo isso, mas, sim, Guilherme, um portador de dores crônicas que consultou comigo. Guilherme é engenheiro civil e me procurou para tratar um quadro de hérnia de disco, a tal da famosa "dor no ciático" que o perseguia havia anos. Assim como outros portadores de dores crônicas, ele disse que eu não apresentei nenhuma opção de tratamento nova, mas o ajudei a entender e organizar alguns pontos que, como ele mesmo falou, criaram um alicerce sólido para que o restante do tratamento fosse construído de maneira segura.

Durante uma avaliação, eu levanto pontos que são responsáveis pela perpetuação da dor crônica. Parte do meu método envolve as orientações sobre essas questões.

Imagine que você deseja começar uma horta em casa. Antes de plantar, você prepara o ambiente. Você terá um cuidado especial com o solo que receberá as mudas: o solo será preparado com o enriquecimento de nutrientes assim como com a instalação de equipamentos que garantam hidratação e iluminação adequadas.

Você não terá uma colheita satisfatória sem o preparo do solo! Em compensação, pode esperar para uma colheita excepcional quando se prepara de modo adequado. Por isso, a germinação das sementes dos próximos capítulos será mais favorável se você olhar para este capítulo com carinho.

Não sou eu, e sim você que será responsável pelo preparo do seu solo. Lembre-se de que na introdução do livro, conversamos sobre você ser o protagonista da sua jornada em busca do alívio das suas dores.

TRANSFORME-SE EM UM AUTOCUIDADOR

Pense naquela pessoa que você mais gosta no mundo inteiro, aquela por quem você nutre um carinho especial e de quem você cuida com toda dedicação e todo amor necessários. Preciso que você desenvolva esse mesmo carinho e atenção com você! Assim como você acolhe essa pessoa especial, quero que você também se acolha e comece a cuidar de você. Você precisa escolher se cuidar todo dia e em todos os momentos.

Autocuidado é fazer escolhas hoje que vão lhe fazer bem no futuro!

O autocuidado é considerado essencial no manejo da dor crônica e de tantas outras doenças. Dorothea Orem, enfermeira estadunidense, definiu o autocuidado como "a prática de atividades que os indivíduos iniciam e realizam em seu próprio benefício na manutenção da vida, saúde e bem-estar."[38]

Não estou sugerindo nada novo! Você já toma medidas de autocuidado rotineiramente e às vezes nem percebe. Agora, neste momento, você trocou as redes sociais pela leitura de um livro. Você provavelmente já escovou os dentes hoje. Ou escolheu uma alimentação mais saudável em alguma das refeições.

Este livro está rico em medidas de autocuidado para você incorporar, que devem ser realizadas tanto na "saúde quanto na doença". Elas são necessárias durante o tratamento da dor para poupar você de gatilhos que são responsáveis pela cronificação das suas dores. Elas também serão úteis quando as dores não estiverem mais presentes, já que evitam que elas retornem. Você estará em uma fase de autoaperfeiçoamento, como um atleta olímpico que ganhou o ouro, mas continua a treinar para não perder seu posto.

---

38 RIEGEL, B.; JAARSMA, T.; STRÖMBERG, A. A Middle-Range Theory of Self-Care of Chronic Illness. **Advances in Nursing Science**, ano 35, n. 3, p. 194-204, jul. 2012. Disponível em: https://pubmed.ncbi.nlm.nih.gov/22739426/. Acesso em: 28 fev. 2023.

PORTADORES DE DORES CRÔNICAS, OU DE QUALQUER OUTRA DOENÇA CRÔNICA, MUITAS VEZES SENTEM-SE CULPADOS POR ESTAREM DOENTES.

A incorporação e a manutenção de qualquer medida de autocuidado ocorrerá quando você entender a utilidade de determinado comportamento e avaliar de maneira contínua os benefícios que ele proporciona. Por isso eu gosto de tudo tão bem explicado, seja para você entender o que vai ganhar com determinada ação ou até para alinhar expectativa com realidade, especialmente em relação ao fato de que mudanças incorporadas em um dia não resolvem problemas acumulados por anos.

Comece a observar a si mesmo e as mudanças de sinais e sintomas de acordo com suas ações ao longo do dia. Depois, passe a notar a intensidade e a frequência desses sinais e sintomas após a incorporação das medidas de autocuidado em sua rotina.

A observação do autocuidado é um processo contínuo de monitoramento vigilante do corpo, é a "escuta do corpo". Sei que a palavra "rotina" não anima você em um primeiro momento, mas ter uma constância diária de autocuidados ajudará você a estabelecer prioridades, entender como o seu corpo funciona e responde ao tratamento. Ela será responsável pelo alívio das suas dores.

Uma vez uma mulher entrou no consultório e me perguntou "Você faz isso? Eu vim para fazer isso porque operei e continuo com dor". A foto era um print de um stories do Instagram da dra. Alexandra Raffaini (@dra.alexandraraffaini), médica especialista em dores crônicas com grande atuação no cenário das dores pélvicas. Na foto, havia uma imagem de um bloqueio do plexo hipogástrico superior, que é um procedimento minimamente invasivo para controle de dores pélvicas. Aquela mulher na minha frente, Isabela, era portadora de endometriose!

Isabela relatava falha cirúrgica e queria fazer um procedimento para o alívio das dores. Após avaliação e exame físico, eu observei que era necessário entrar com medicações para controle da dor, fisioterapia pélvica e acompanhamento nutricional. Ela insistiu no bloqueio e eu expliquei que existiam algumas etapas que necessitavam ser começadas antes.

Semanas depois, ela retornou à consulta e relatou que não havia seguido nenhuma das orientações recebidas. Você, Isabela e outros portadores podem se consultar com os melhores profissionais do mundo, mas não apresentarão melhora se não seguirem o plano proposto. Isabela insistiu novamente na realização do bloqueio e eu insisti sobre a importância do restante do tratamento antes da realização do procedimento.

Isabela desapareceu durante nove meses, até que retornou ao meu consultório. Ela me contou que procurou a fisioterapia pélvica e começou a apresentar melhora das dores. Isso a fez acreditar na minha proposta de tratamento, então ela buscou também a nutricionista. "Parece que ela retirou o resto da dor com a mão mesmo."

Ela me contou que estava sem dor e já nem tomava medicações para evitá-la. Isabela teve alta da fisioterapia pélvica e praticava musculação e spinning. Além disso, seguia as orientações da nutricionista à risca. Isabela estava mais disposta, apresentava uma melhora da pele e me relatou que até o seu desempenho no trabalho e na faculdade melhoraram.

Embora já livre das dores, Isabela continua todo dia fazendo escolhas que a possibilita se manter sem dor! Isso é autocuidado!

SEJA EGOÍSTA COM SEU TRATAMENTO

Quero também conversar com você sobre um comportamento que observo nos portadores de dor crônica que extrapola o sofrimento físico e estende-se para outras situações da vida deles.

Você já sentiu culpa por estar com dor? Portadores de dores crônicas, ou de qualquer outra doença crônica, muitas vezes sentem-se culpados por estarem doentes. Isso acarreta duas situações que podem fazer você tropeçar no tratamento.

A primeira situação é que você entra no modo automático de pedir desculpas por qualquer coisa. Eu sei que você se sente culpado quando não consegue fazer algo, como comparecer a determinado compromisso ou realizar certa atividade, seja isso acarretado pela doença ou até pelo próprio tratamento. Entendo que pedir desculpas é uma prática saudável, que mostra educação, algo necessário em qualquer área da nossa vida. Como também entendo que pedir desculpas mostra como você é humilde e reconhece que errou.

O problema é que você pede desculpas por situações em que você não é culpado, visto que não cometeu nenhum erro da sua parte! "Desculpa por isso", "Desculpa por aquilo", "Desculpa por não conseguir ir" são frases repetidas que geram em você um sentimento de culpa que não faz bem. Esse sentimento o leva a se sentir inferior e pode impedir você de fazer o que tem que ser feito para aliviar suas dores.

Você nunca deve se desculpar por priorizar o seu tratamento, o seu bem-estar, descansar quando necessário, errar, ter limitações, se colocar em primeiro lugar e, principalmente, não deve pedir desculpas quando precisar dizer "não".

Esta é a segunda situação que a sensação de culpa provoca: você não consegue dizer "não" para ninguém – e acredite em mim quando lhe digo que é preciso aprender a fazer isso!

Você não precisa passar o dia fazendo malabarismo! Aposto que você passa a sua vida tentando equilibrar o seu tratamento e o medo de desagradar as pessoas. Afinal, você sente que a sua dor incomoda as pessoas ao seu redor.

Mas a dor só dói em você! A dor incomoda *você*. Por que, então, essa inversão de valores? Você se preocupa em poupar as pessoas da sua dor mesmo quando isso interfere no próprio alívio do seu sofrimento físico. Às vezes você nem percebe, mas faz isso.

Pedro é um menino que atendi no consultório. Aos 9 anos, faz tratamento para leucemia. Na primeira consulta, ele estava com dores excruciantes no quadril e no peito. Na consulta de retorno, a mãe estava maravilhada porque Pedro estava sem dor, mas percebi que o menino estava muito quieto! A mãe pediu licença para atender o telefone, e eu perguntei para Pedro se ele estava mesmo sem dor. Ele me respondeu que ainda estava com crises de dores. Indaguei por que ele não solicitou o remédio que eu deixei como "S.O.S.", medicação para ele tomar nas crises, e a resposta foi: "Minha mãe olha para mim e seus olhos se enchem de lágrimas. O meu pai também. A minha avó chora só de me ver. Se eu falar que estou com dor, eles vão se desesperar".

Uma criança ficou com dor porque se preocupou em poupar os pais do sofrimento! Essa criança tinha uma medicação disponível para as crises, mas optou por ficar reclusa com dor porque a situação causava um desconforto nos seus familiares.

Assim como Pedro, você também, em alguma medida, se preocupa em proteger as pessoas ao seu redor da dor. Uma dessas maneiras é falando "sim" quando você quer falar "não". Você diz "sim" para tudo e para todos como um modo de compensar as limitações impostas pela dor. Ao dizer "sim" quando quer dizer "não", você não respeita os seus desejos nem as suas prioridades.

Durante a faculdade, eu estagiei no Serviço de Atendimento Móvel de Urgência, o famoso SAMU. Antes de estagiar lá, sempre pensei que eu abriria a porta da ambulância e sairia correndo para socorrer uma pessoa, mas, durante o curso preparatório, descobri que não era assim que funcionava! Entramos na cena do acidente somente se ela estiver segura. Ninguém sai correndo! Antes disso, você checa se pode atravessar a rua, se não existe perigo de desabamento, explosão e até de agressão física. Para salvar outra pessoa, eu precisava cuidar de mim primeiro, ou passaria da posição de socorrista para a posição de vítima.

A mesma coisa vale para você! Colocar-se em primeiro lugar não é egoísmo! Então, quero que você pare de pensar nas pessoas próximas e cuide de você! "Mas eu cuido da minha mãe/pai/filho/etc." Sim! Mas antes de você cuidar de outra pessoa, você deve cuidar primeiro de você! Lembre-se do exemplo do SAMU! Se a sua dor estiver descontrolada, você não vai conseguir cuidar de ninguém! Pare de dizer "sim" para situações que alimentam as suas dores.

Ao dizer "sim" quando quer dizer "não", você não se torna o protagonista da sua vida, muito menos do seu tratamento! O fundamental para você começar a dar os primeiros passos para conseguir dizer não é estabelecer suas prioridades, que no seu caso incluem a retomada da sua rotina e o alívio das suas dores.

Sempre que alguém pedir algo, reflita se aquele seu "sim" é sincero com você. Pense se você não está colocando demandas que não são da sua responsabilidade acima das suas necessidades. Dizer "não" é uma tarefa de autoconhecimento que consiste em reconhecer os seus limites e impô-los. A dificuldade em dizer "não" pode estar associada com o medo de frustrar alguém, mas pode ter algo a mais mascarado.

A Gabriela Prioli tem um vídeo fantástico sobre como dizer "não" permite que você chegue mais perto dos seus objetivos, que no seu caso é o alívio das dores. Ela também afirma que dizer "não" traz protagonismo para a sua existência e que isso limita o seu espaço para culpar os outros. Ou seja, você tem menos chance de culpabilizar alguém porque fez algo que queria e não o que a outra pessoa pediu. Pense se isso não é algo que pode estar atrás da sua dificuldade em dizer "não".[39]

A culpa que você carrega nos ombros é um fardo que atrapalhou você até aqui. Não seja o seu próprio carrasco. Se a maioria dos profissionais de saúde ainda não sabe tratar a dor, por que você se sente culpado por estar do jeito que está? Tire dos seus ombros a culpa por estar com dores! Deixe esse fardo que não lhe pertence mais na beira da estrada para que você possa caminhar mais leve e sem tropeços pela vida.

Lembre-se: seja egoísta com seu tratamento!

---

39 GABRIELA PRIOLI. [**Qual a razão dos nãos que você deixa de dizer**?]. 12 maio 2021. Instagram: gabrielaprioli. Disponível em: https://www.instagram.com/reel/COyZzlOhWYc/?igshid=YmMyMTA2M2Y=. Acesso em: 4 fev. 2023.

DIZER "NÃO" É UMA TAREFA DE AUTOCONHECIMENTO QUE CONSISTE EM RECONHECER OS SEUS LIMITES E IMPÔ-LOS. A DIFICULDADE EM DIZER "NÃO" PODE ESTAR ASSOCIADA COM O MEDO DE FRUSTRAR ALGUÉM, MAS PODE TER ALGO A MAIS MASCARADO.

"É A VIDA SEM SAL QUE ENFERRUJA VOCÊ..."

Esqueça a dor por um momento e me diga quais são as três coisas que você mais gosta de fazer. Agora conversarei com você sobre o que você faz no seu tempo livre! Talvez você estranhe este tópico, que parece ter surgido "do nada", mas, acredite, há um motivo para ele estar aqui! Recorde-se de que falei no início do livro que o meu objetivo era mostrar que existe vida além da dor. E não quero que você entre em um ciclo de vida que alterne entre o seu trabalho e o seu tratamento.

O lazer se refere a quaisquer atividades que você faz no seu tempo livre e é descrito como "a principal força motriz que sustenta o desejo humano de tornar a vida significativa... ou dar-lhe uma sensação de paixão, prazer e propósito".[40]

Atividades de lazer são as livremente iniciadas por você, e são realizadas por prazer. Quais são os hobbies que você gostaria de ter se não sentisse dor? Qualquer um vale: artes; aulas; leitura; filmes; música; trabalho voluntário; atividade religiosa; participação em partidos políticos, sindicatos ou grupos ambientalistas; ouparticipar de esportes ou grupos de exercícios.

Existe alguma atividade que você já consegue implementar na sua vida? Comece a incorporar coisas que você gosta de fazer no seu dia a dia, tire um tempo para aquilo que lhe proporciona prazer. Primeiro, vamos encher o seu tanque de combustível! Não falei que era para começar pelo capítulo 6?

A prática de um hobby vai aumentar a sua funcionalidade e melhorar a sua saúde. Já foram identificados mais de seiscentos mecanismos

---

40 HOW Leisure Activities Affect Health: A Narrative Review and Multi-Level Theoretical Framework of Mechanisms of Action. **The Lancet Psychiatry**, ano 8, n. 4, p. 329-339, abr. 2021. Disponível em: https://pubmed.ncbi.nlm.nih.gov/33581775/. Acesso em: 28 fev. 2023.

pelos quais as atividades de lazer podem afetar sua saúde de maneira direta ou indireta. Alguns apresentam respostas imediatas enquanto outros, a médio e longo prazo.[41]

Atividades de lazer são responsáveis por construção de resiliência, transformações individuais, desenvolvimento de hábitos, decisões comportamentais e aprimoramento de capacidades psicológicas – todos benefícios que vão facilitar a sua aderência aos tratamentos propostos.

Além disso, essas práticas acarretam alterações biológicas e podem ativar mecanismos nos sistemas endócrino, imunológico e nervoso central; afetar o sistema cardiometabólico; influenciar o desempenho físico e provocar respostas biológicas multissistêmicas. Ou seja: exercitar os seus hobbies aumenta seus comportamentos saudáveis e reduz os não saudáveis.

Atividades de lazer também vão fortalecer outro ponto-chave deste capítulo, que é a autoestima.

AUTOESTIMA: UM MÚSCULO PARA VOCÊ FORTALECER!

A autoestima é a avaliação subjetiva que você faz de si mesmo, seja ela positiva ou negativa. Envolve tanto crenças autossignificantes quanto emoções autossignificantes associadas. No dicionário, encontramos a definição "valorização que uma pessoa confere a si própria, permitindo ter confiança nos próprios atos e pensamentos".[42]

---

41 FANCOURT, D. *et al. op. cit.*

42 PSICÓLOGA ANA BRAUN. **Autoestima: como a psicologia pode ajudar?**. 5 abr. 2019. Linkedin: Psicóloga Ana Braun, dra. Disponível em: https://pt.linkedin.com/pulse/autoestima-como-psicologia-pode-ajudar-psicóloga-ana-braun-dra-. Acesso em: 28 fev. 2023.

E como fica a autoestima do portador no meio dessa confusão das dores crônicas? Como acompanho diariamente pessoas que sofrem com essa condição, sei como ela impacta em tudo, inclusive na autoestima dos portadores de dores crônicas.

Estudos científicos também indicam uma relação entre baixa autoestima e dor persistente. Os pacientes do grupo propenso à dor apresentaram avaliações de autoestima significativamente mais baixas do que os grupos de controle.[43]

A falta de autoestima é outro motivo que impede você de ter o empenho necessário no tratamento da dor crônica, porque faz você achar que não vai conseguir! Quem tem autoestima elevada tem uma chance maior de responder favoravelmente aos métodos convencionais de tratamento da dor crônica. Mas as pessoas com baixa autoestima podem não se beneficiar desses mesmos tratamentos.

Já conversamos sobre como melhorar a sua autoestima neste capítulo. Saber dizer "não", praticar autocuidado e definir momentos de lazer são ferramentas poderosas que repercutem na sua autoestima. Ao longo do livro, nós veremos outras ferramentas que serão responsáveis por fortalecê-la, mas já quero complementar com dois pontos que considero estratégicos e devem ser colocados em ação!

- Não se compare com o outro: nunca compare sua dor, intensidade e os resultados do seu tratamento com os de outras pessoas. Síndromes dolorosas iguais apresentam dores e intensidades diferentes em cada portador. Além disso, nós já sabemos pelo que estudamos até aqui que diversas situações impactam a

---

43 ELTON, D.; STANLEY, G. V.; BURROWS, G. D. Self-esteem and chronic pain. **Journal of Psychosomatic Research**, ano 22, n. 1, p. 25-30, 1978. Disponível em: https://pubmed.ncbi.nlm.nih.gov/625034/. Acesso em 28 fev. 2023.

dor crônica. Então a dor vai se apresentar a cada portador de maneira diferente. Respeite sua individualidade!

- Reconheça suas conquistas: sempre que o portador consulta de muleta ou cadeira de rodas, eu escrevo como ele entrou no meu consultório. Isso serve para avaliarmos a evolução. No primeiro dia de consulta, Eric chegou na cadeira de rodas, sem conseguir se locomover pela dor. Na consulta de retorno, ele entrou com duas muletas e, dois meses depois, caminhando sem muletas. Sabe o que Eric me respondeu quando eu perguntei se ele melhorou? Eric respondeu que "não". Eric pode continuar com dor, mas ele melhorou. Antes a dor era tão intensa que ele não conseguia sair de casa sem cadeira de rodas e hoje nem de muletas ele precisa mais. Essa situação é rotineira e acontece porque você fica tão preso na sensação que esquece o tanto que já melhorou. Comece a observar tudo que você já consegue fazer, apesar de a dor ainda estar presente, e que antes não conseguia. Valorize cada conquista sua, não importa o tamanho!

"— QUEM ESTÁ NAS TRINCHEIRAS AO TEU LADO?

— E isso importa?

— Mais do que a própria guerra."[44]

Conforme já foi falado, profissionais de saúde pouco sabem sobre dores crônicas. Imagine, então, o público leigo. Essa dupla falta de conhecimento também provoca "dor" nos portadores de dores crônicas.

---

44 QUEM estará nas trincheiras... [atribuída a Ernest Hemingway]. Pensador, 2023. Disponível em: https://www.pensador.com/frase/MTkxMTQ1Mw/. Acesso em: 28 fev. 2023.

"A minha mãe não acredita na minha dor e isso machuca mais que a própria dor." Esse foi o relato de uma portadora de esclerose múltipla. A mãe não acreditava nas dores que a filha sentia, dizia que era emocional, afinal, a filha sempre foi muito "sensível". Ao contrário do marido, que marcou uma consulta comigo para entender melhor a doença e saber como apoiar a esposa.

Tenho certeza que você precisou lidar com várias questões físicas, psicológicas e sociais após o diagnóstico de dores crônicas. Como você também precisou reformular sua vida para encaixar o tratamento. Se você teve alguém do seu lado já sabe como uma rede de apoio social é importante. Seja para acompanhar em uma consulta, nas sessões de fissão, buscar um remédio na farmácia ou até estar ao seu lado durante um momento de crise.

Um estudo mostrou que a rede de apoio vai além dos benefícios psicológicos e fisiológicos significativos, e incluem redução do risco de doenças, aumento da autodeterminação e maior expectativa de vida.[45]

Você lembra como a experiência da dor é construída no cérebro? Eu fiz aquele paralelo com a energia elétrica no capítulo anterior! Os resultados da investigação indicam que receber apoio social pode afetar a sua percepção da dor por meio da integração do estímulo de dor com informações cognitivas e afetivas.

O suporte social pode influenciar essa sensação ao sinalizar conceitos de segurança que se integram à experiência da dor e alteram sua avaliação. O toque pode influenciar a sinalização da dor, em que tanto os mecanismos periféricos do toque, que já são amplamente conhecidos, quanto as conceituações de segurança interagem com o

---

[45] REDDAN, M. C. *et al.* Touch and Social Support Influence Interpersonal Synchrony and Pain. **Social Cognitive and Affective Neuroscience**, ano 15, n. 10, 10 nov. 2020. Disponível em: https://pubmed.ncbi.nlm.nih.gov/32301998/. Acesso em: 28 fev. 2023.

estímulo de dor o recalibram. Um simples toque como dar as mãos é um sinal social claro de segurança e cuidado!

A rede de apoio pode ser formada por familiares, amigos, vizinhos, colegas do trabalho ou pessoas que frequentam a mesma instituição religiosa. Durante um tempo eu atendi duas "comadres" que se conheceram na sala de espera do cardiologista havia anos e, desde então, passaram a ser a rede de apoio uma da outra. Elas tinham família na cidade, mas se sentiam mais confortáveis e amparadas na presença uma da outra.

Nem sempre as pessoas mais próximas estarão necessariamente na nossa rede de apoio. Muitas vezes, na tentativa de ajudar, elas podem acabar atrapalhando. Quando você não tem dor crônica, nem sempre consegue se expressar de maneira correta para falar do assunto. A ilustradora Charlotte Gomez criou uma série de ilustrações que mostram a diferença entre o que é dito para as pessoas que sofrem com dor crônica e o que elas entendem. Acho importante você, como pessoa portadora de dor crônica, compartilhar essas ilustrações com as pessoas com quem convive.[46]

Ter pessoas ao lado na sua caminhada será importante. Comece a observar quem faz parte da sua rede de apoio! Quem são aquelas pessoas que passam segurança para você? Aquelas com quem você sabe que pode contar sem julgamento? Não se isole, e mantenha essas pessoas por perto!

---

[46] ILUSTRAÇÕES mostram a diferença entre o que você diz para uma pessoa com dor crônica e aquilo que ela entende. **Hypeness**, 25 set. 2015. Disponível em: https://www.hypeness.com.br/2015/09/a-diferenca-entre-o-que-voce-diz-para-uma-pessoa-com-dor-cronica-e-aquilo-que-ela-entende/. Acesso em: 5 fev. 2023.

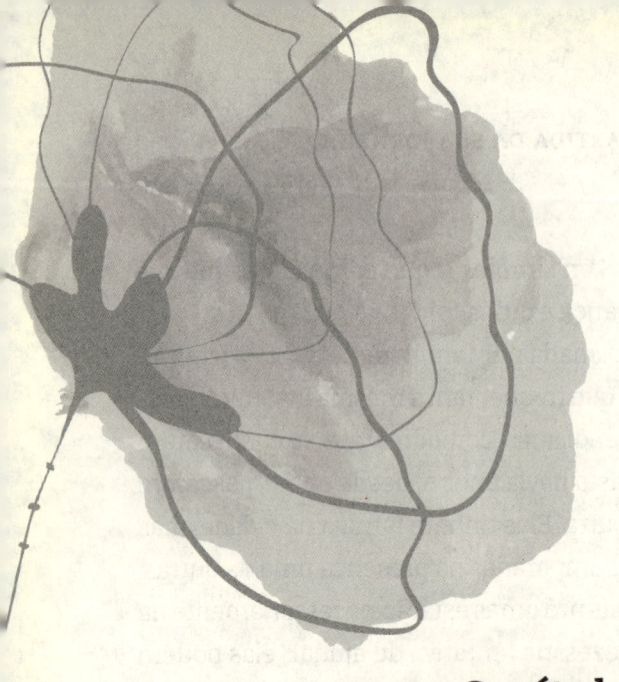

Capítulo 7

VÁ COM (C)ALMA

JÁ MANDARAM VOCÊ VENCER A PREGUIÇA?

Não conheço você pessoalmente, mas posso falar algo com segurança: tenho certeza de que já chamaram você de preguiçoso! Portadores tanto de dores crônicas como de outras doenças crônicas frequentemente são taxados erroneamente de preguiçosos. A primeira coisa que precisa ficar bem definida: cansaço e fadiga não são a mesma coisa!

O cansaço é um sintoma físico ou mental que está diretamente relacionado ao esforço realizado ao longo do dia. Sabe aquela sensação de desconforto que você sente quando faz uma atividade física muito intensa? Ou quando tem um dia muito corrido no trabalho? Ou talvez a exaustão quando passa por uma situação de estresse? Isso é o cansaço, e ele tem uma característica muito importante: quando você descansa, o cansaço some!

Já a fadiga é a sensação de estar cansado o tempo todo, independentemente do que você realizou ao longo do dia. A fadiga é diferente da sensação de sonolência que você naturalmente sente na hora de dormir, ou do cansaço após o exercício, ou de uma madrugada trabalhando ou em uma festa mais agitada. A fadiga pode ser física (no seu corpo) ou psicológica (na sua mente).

Sabe aquela sensação de que foi atropelado? É essa! Pessoas fadigadas descrevem a fadiga como uma sensação avassaladora de cansaço em repouso, exaustão com qualquer tipo de atividade, uma falta de energia que impede a realização de simples tarefas diárias e uma tendência à inércia.

A fadiga impede que você tenha uma aderência correta ao tratamento da dor porque você não tem energia para nada. Assim como não é somente um remédio que deixará você livre das dores crônicas, é importante que você entenda que não é somente descansando que ficará livre da fadiga. Uma compreensão mais aprofundada desse sentimento será necessária para que você compreenda como vários fatores, inclusive a dor, interferem nela. Provavelmente você já ouviu falar sobre a fadiga relacionada ao câncer.

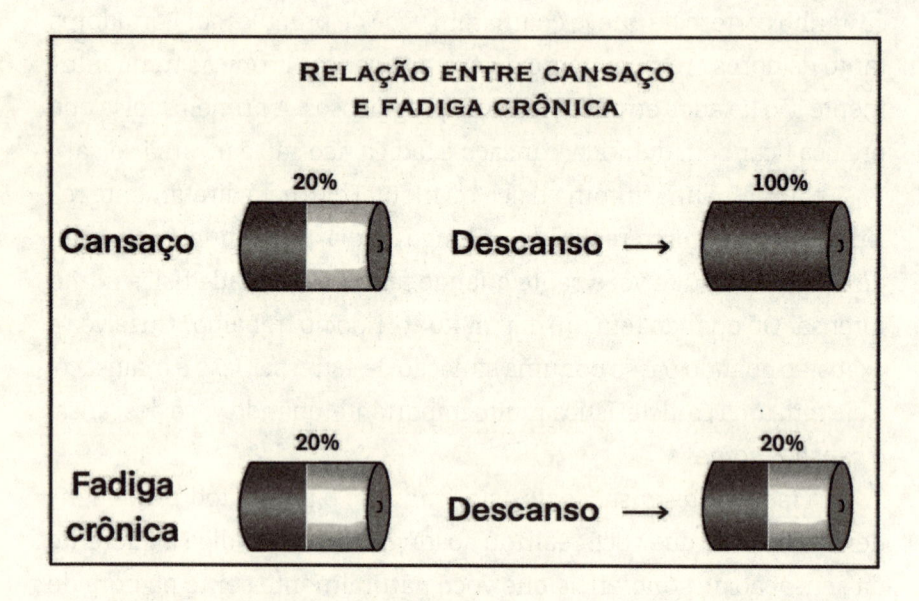

Talvez você já tenha ouvido falar de *Unrest*, um documentário que está disponível na Netflix. Se você ainda não assistiu, faça isso e indique para as pessoas do seu círculo social! Nesse documentário emocionante, Jennifer Brea, uma estudante de 28 anos cursando doutorado em Harvard, registra sua própria luta contra a síndrome de fadiga crônica.[47]

Provavelmente você já recebeu diagnósticos incorretos antes de descobrir sobre a dor crônica e a fadiga – a maioria atribuindo causas psicológicas aos sintomas. No início, Jennifer também foi erroneamente diagnosticada com transtorno de conversão.

Através da internet, Jennifer encontrou milhares de pessoas lidando com a mesma condição. O resultado é um relato extremamente

---

[47] UNREST. Direção: Jennifer Brea. EUA: Independent Lens, 2017. Vídeo (98 min.). Disponível em: www.netflix.com.br. Acesso em: 5 fev. 2023.

autêntico e sensível sobre o que é viver com uma doença crônica que limita as atividades mais básicas do dia a dia, como tomar um banho ou sair de casa.

As pessoas ao seu redor não apenas não enxergam a fadiga como também não enxergam a sua dor. Sempre oriento que os portadores mostrem o documentário ou a palestra de Jennifer no TED para as pessoas de sua convivência entenderem mais sobre o assunto.[48]

O tratamento da fadiga pode ser dividido em medicamentoso e não medicamentoso. Nós sempre precisamos tratar a causa subjacente da fadiga de maneira concomitante ao tratamento principal. Os tratamentos não medicamentosos incluem exercícios, alimentação, acupuntura, yoga, terapia não ocupacional, sono e descanso! Muito do que será proposto neste livro para aliviar as suas dores também ajudarão na melhora da fadiga.[49]

Vamos começar, então?

PRECISAMOS NORMALIZAR O DESCANSO

Uma paciente muito especial, que é médica da dor, vivia uma fase de foco na carreira e dividia suas atividades em três estados diferentes. Ela alternava entre médica da dor, anestesista, professora e gestora da sua clínica. Apesar da vida corrida, essa paciente até se sentia cansada, mas não sentia estresse nessa correria. Todos os trabalhos e lugares a deixavam feliz!

---

48 BREA, J. O que acontece quando temos uma doença que os médicos não sabem diagnosticar. Vídeo (17 min.). **TEDSummit**, jun. 2017. Disponível em: https://www. ted.com/talks/jennifer_brea_what_happens_when_you_have_a_disease_doctors_ can_t_diagnose?language=pt. Acesso em: 28 fev. 2023.

49 ECCLES, J. A.; DAVIES, K. A. The Challenges of Chronic Pain and Fatigue. **Clinical Medicine**, ano 21, n. 1, p. 19-27, jan 2021. Disponível em: https://pubmed.ncbi.nlm. nih.gov/33479064/. Acesso em: 28 fev. 2023.

Mas ela caiu em si em uma segunda-feira após uma viagem para São Paulo, onde ministrava aula em uma pós-graduação. Quando chegou em casa, trocou a lente de contato (acredite, essa informação é importante). Na terça-feira, teve um dia "livre" de trabalho para resolver burocracias da mudança de casa que estava organizando. Ela sentiu que o olho direito estava estranho, como se tivesse com uma poeira, a sensação de "lente velha" que muitos leitores vão reconhecer. Mas não era a lente, ela a havia trocado no dia anterior, tinha certeza. Essa sensação estranha, difícil de definir, a acompanhou o dia inteiro.

À noite, em casa, quando ela serenou, teve um estalo e o seguinte pensamento: *Isso é disestesia. Estou com zóster.* Disestesia é uma "sensação anormal", uma sensação dolorosa de queimação, formigamento ou dor. Se fosse herpes-zóster, estaria localizado no pior lugar para complicações, um ramo do nervo trigêmeo. Às dez horas da noite, ela iniciou as medicações e dormiu.

Quando acordou, percebeu que a disestesia estava mais acentuada. Então, escreveu uma mensagem padrão sobre o seu caso e enviou para seus mestres médicos de dor. Todos concordaram que provavelmente era zóster. Ela deu continuidade ao tratamento e ficou bem! Existem vários fatores de risco para a infecção por herpes-zóster e, no caso dessa paciente, o fator de risco foi o cansaço físico dessa rotina louca!

Você conhece essa paciente. O nome dela está na capa deste livro. Isso mesmo, a paciente sou eu!

Você precisa normalizar o descanso para não pagar o preço como eu paguei. Sei como você está cansado e como tem dificuldades de verbalizar isso. Se na nossa sociedade, que vive ligada no 220v, dor é um sinal de fraqueza, o sono e o descanso também não são bem-vistos. Você não pode alegar cansaço no mundo que prioriza o "trabalhe enquanto eles dormem".

SE NA NOSSA SOCIEDADE, QUE VIVE LIGADA NO 220V, DOR É UM SINAL DE FRAQUEZA, O SONO E O DESCANSO TAMBÉM NÃO SÃO BEM-VISTOS. VOCÊ NÃO PODE ALEGAR CANSAÇO NO MUNDO QUE PRIORIZA O "TRABALHE ENQUANTO ELES DORMEM".

É por esse e outros motivos que sempre parece em uma corda bamba, constantemente equilibrando-se entre sua vida pessoal e profissional, lidando com os problemas que surgem de ambas e, ao mesmo tempo, tentando cuidar da sua dor e da sua saúde física. Ou seja, você está esgotado e estressado!

Se pudesse, você descansaria de você, mas nem isso você consegue! A dor rouba suas noites de sono e alimenta o estresse psicológico constante. A dor não descansa nem para você descansar!

Você necessita de um descanso físico, emocional e mental para cuidar das dores das suas dores. Para isso funcionar, é preciso que você normalize o descanso na sua vida.

O descanso evita a exaustão física, emocional e mental. Ele é responsável por revigorar suas energias. Não estou lhe falando que pare tudo agora, tire férias e termine de ler este livro na praia (se bem que, se pudesse ler na praia, seria uma atividade bem relaxante), e sim que programe pausas curtas de maneira estratégica durante o dia ou pausas mais longas, como nos feriados, fins de semana e férias, para que possa descansar e relaxar.

Tenha atenção com seu corpo como você tem com a bateria do celular. Você fica alerta quando o celular avisa que a bateria está na reserva e se programa para recarregá-la. Por que não começa a escutar seu corpo também?

A Teoria da Colher pode ajudar você nisso. Ela nasceu de uma conversa em um jantar, no qual a idealizadora Christine Miserandino explicava para sua melhor amiga como era conviver com lúpus. Além das descrições das dores, medicamentos, consultas médicas, Christine se apropriou de algumas colheres do restaurante a fim de explicar seu gasto de energia ao longo do dia. Cada colher, nessa teoria, é uma quantidade de energia.[50]

---

50 TEORIA da colher: o mundo pelos olhos de um "Spoonie". **Prodiet**, 20 jun. 2022. Disponível em: https://prodiet.com.br/blog/teoria-da-colher/. Acesso em: 5 fev. 2023.

Uma pessoa saudável, principalmente se for jovem, possui um estoque de energia ilimitado. Logo, ações rotineiras como se levantar, tomar banho, escovar os dentes e preparar seu café da manhã são atividades tão simples que sequer são contabilizadas como tarefas em si. Ou seja, não gastam colheres de energia. É comum que uma pessoa saudável, por conta de seu estoque quase inesgotável de colheres, pense na primeira tarefa do dia como "ir trabalhar" ou "limpar a casa" ou ainda "ir para a aula".

Mas para um portador de uma doença crônica, a quantidade de colheres é limitada! Logo, cada uma das atividades realizadas, por mais simples que sejam, pode significar o uso de uma colher de energia. Inclusive, em alguns casos, uma colher de energia pode ser gasta apenas no esforço para se deslocar para o tratamento – não me refiro nem ao tratamento em si, mas, sim, a chegar ao local onde você o realiza.

Desse modo, uma pessoa que tem uma doença ou uma dor crônica escolhe suas prioridades de acordo com a quantidade de colheres que possui à sua disposição, pois ela sabe que, se gastar toda a sua fonte de energia, talvez não consiga realizar tudo o que deseja. Por exemplo, se hoje você tem sua sessão de fisioterapia, sobraram menos colheres ao final do dia, então pode faltar energia para você conseguir fazer o jantar e arrumar a cozinha.

Sendo assim, você precisa utilizar suas colheres de maneira estratégica! Nos dias da fisioterapia, permita-se não arrumar a cozinha para que você não esgote suas colheres antes do fim do dia. Entender a Teoria da Colher é entender como você deve se organizar no seu dia a dia de modo que consiga realizar as tarefas que deseja ou precisa sem se esgotar no processo. Não se permita ficar sem colheres, pois você pode precisar de uma dose extra de energia para uma urgência.

Lembre-se sempre da minha comparação com a bateria do seu celular! Sua bateria entrou na reserva? Pare e recarregue! Ou, no seu caso, pare e descanse!

SOBRE O MEU MAIOR MEDO NA VIDA

Vou compartilhar com você um grande medo na minha vida em relação à minha saúde. Quanto mais estudo, mais o meu interesse e a minha preocupação crescem em relação a esse assunto. Aliás, quando comecei a atender dor e elaborei o meu próprio questionário, foram as respostas sobre esse tema que mais me impactaram durante os atendimentos. Simplesmente não consigo crer como as pessoas conseguem sobreviver – nem digo viver, e sim sobreviver mesmo – sem dormir bem!

Não tenho dificuldade para iniciar o meu sono, não acordo durante a noite e quando acordo pela manhã estou sempre bem disposta. Uma noite, em 2022, eu não dormi bem e posso afirmar que quase não sobrevivi àquela situação! Desmarquei o personal, minha aula de inglês e reajustei os pacientes para tentar "recuperar" aquela noite em claro. Se eu não tolerei uma noite maldormida, então como sobrevivem as pessoas que não dormem bem frequentemente? Do mesmo jeito que as pessoas vivem com dores crônicas: necessidade e adaptação! Assim como nos acostumamos com coisas boas, também nos acostumamos com coisas ruins!

Às vezes eu me preocupo muito mais com o sono ruim do que com a dor crônica da pessoa que está diante de mim. Tudo no nosso corpo está interligado, e o sono é um ponto de partida estratégico! Antes de estar conectado com a dor crônica, o sono está intrinsecamente ligado à sua saúde. Não existe uma única função no seu corpo que não seja beneficiada com as suas horas de sono. O contrário também é uma verdade. Não existe nada no seu corpo que não seja prejudicado por uma noite de sono maldormida!

Os distúrbios de sono são um problema comum na nossa sociedade, assim como a dor crônica. Eles também são responsáveis por causar fadiga, sonolência diurna, alterações de humor, dificuldade de concentração, déficit cognitivo e desestabilização de doenças como pressão alta, diabetes, doenças cardíacas, obesidade, entre outras.[51]

Sabia que, de modo inconsciente, evitamos contato com pessoas privadas de sono? É verdade! Os seres humanos são "sensíveis" inconscientemente ao histórico de sono das outras pessoas, pois isso é um fator importante que pode indicar algo sobre sua saúde, bem como sua capacidade de interação social. Um rosto cansado é indicativo de um sono ruim, e quem não dorme bem apresenta mais chances de doenças crônicas. Descobertas recentes mostram que a privação aguda do sono e a aparência cansada estão relacionadas à diminuição tanto da atratividade como da saúde do indivíduo. Nós temos uma tendência inconsciente de nos afastar da doença e de pessoas doentes. Isso sugere que evitamos o contato com indivíduos privados de sono ou com aparência sonolenta como estratégia instintiva para reduzir o risco à saúde e interações negativas.

Um estudo científico fotografou 25 participantes após dois dias de restrição de sono e também após o sono normal. As fotografias foram observadas por 122 avaliadores que respondiam o quanto gostariam de socializar com os participantes. Eles também avaliaram atratividade, saúde, sonolência e confiabilidade das pessoas fotografadas. Os resultados mostram que os avaliadores estavam menos inclinados a socializar com indivíduos que não dormiam o suficiente. Além disso, quando com restrição de sono, os participantes foram percebidos

51 NELSON, K. L.; DAVIS, J. E.; CORBETT, C. F. Sleep Quality: An Evolutionary Concept Analysis. **Nursing Forum**, ano 57, n. 1, p. 144-151, 5 out. 2021. Disponível em: https://pubmed.ncbi.nlm.nih.gov/34610163/. Acesso em: 28 fev. 2023.

como menos atraentes, menos saudáveis e com mais sono. Consegue agora entender o grau de importância do sono?[52]

Levando tudo isso em conta, além da minha preocupação em educar sobre dores crônicas, eu também me preocupo em educar o meu paciente sobre o sono. No livro *Por que nós dormimos*,[53] o autor Matthew Walker, que é neurocientista e especialista no assunto, oferece um conteúdo revolucionário sobre como o sono afeta cada aspecto do nosso bem-estar físico e mental. Walker explica como você pode aproveitá-lo para melhorar o aprendizado, o humor, os níveis de energia (vamos aumentar o seu número de colheres?), regular hormônios, retardar os efeitos do envelhecimento, aumentar a longevidade e prevenir e tratar doenças, entre elas as dores crônicas.

O livro ainda conta com prefácio do neurocientista Sidarta Ribeiro, que é o maior especialista em sono no Brasil e autor do livro *O oráculo da noite*,[54] que aborda a importância dos sonhos e do sono no processo criativo, na regulação hormonal e até na geração de novos neurônios. Além de abordarem os benefícios de tal atividade, ambos os livros explicam por que sofremos com consequências devastadoras na saúde quando privados de horas de sono.

Muitas vezes, a minha estratégia inicial com os portadores de dores crônicas não é obrigatoriamente o alívio da dor, e sim a melhora do sono. Como assim? Eu inicio o tratamento para controle da dor de

---

52 SUNDELIN, T. *et al.* Negative Effects of Restricted Sleep on Facial Aappearance and Social Appeal. **Royal Society Open Science**, ano 4, n. 5, 17 maio 2017. Disponível em: https://www.ncbi.nlm.nih.gov/pmc/articles/PMC5451790/. Acesso em: 28 fev. 2023.

53 WALKER, M. **Por que nós dormimos**: a nova ciência do sono e do sonho. Rio de Janeiro: Intrínseca, 2018.

54 RIBEIRO, S. **O oráculo da noite**: a história e a ciência do sonho. São Paulo: Companhia das Letras, 2019.

maneira simultânea com o de melhora do sono e, inclusive, enfatizo as mudanças comportamentais necessárias e prioritárias em relação ao sono para que o tratamento corra bem. Na minha cabeça, isso parece algo muito óbvio!

O cansaço, as noites em claro, a fadiga e a exautão pelas poucas horas se sono minam o portador de tal modo que ele não tem energia para fisioterapia, exercício físico, trabalho... Cuidar desse aspecto é uma maneira prática de aumentar o número de colheres dos portadores de dores crônicas.

O sono não é apenas o momento em que você dorme! O sono é tudo na sua vida, e eu começo minha "prescrição" contra a dor por dormir bem!

CUIDE DO SEU BEM MAIS IMPORTANTE

Prescrição de sono não deve ser confundida com prescrição de remédio para dormir! Do mesmo modo que eu disse que a prescrição de tratamento de dor não se resume a remédios, a prescrição de sono também não se resume única e exclusivamente a aviação de remédios para dormir. O uso excessivo de drogas para dormir, seja para tratar ansiedade, humor ou distúrbios de sono, é um problema crescente no dia a dia do consultório de dores crônicas, que leva ao surgimento e desenvolvimento de distúrbios ligados ao sono.

Remédios para dormir, assim como os para dor, precisam ser inseridos em um contexto de tratamento de maneira estratégica. Contarei para você uma situação comum no meu consultório e em todos os consultórios médicos:

"Doutora, você pode renovar minha receita de Rivotril/Zolpidem?" Eu sempre respondo "não" a essa pergunta e oriento o portador a procurar o médico que prescreveu inicialmente a medicação para manejo da prescrição. Nisso a pessoa conta que alguém prescreveu o remédio inicialmente e depois outros profissionais deram seguimento à prescrição. Parte da responsabilidade dessa banalização dos remédios para dormir é da própria classe médica, que faz a renovação indiscriminada dessas medicações que não foram prescritas inicialmente por eles. Eu sempre alertei em minhas redes sociais sobre a epidemia do (ab) uso dos benzodiazepínicos e que ela seria acompanhada pela crise do Zolpidem. Não foi exatamente isso que aconteceu? Virou notícia no *Fantástico* e em vários outros canais de comunicação. As reportagens alertam sobre a banalização e uso indevido da medicação que foi popularizada como o milagre contra a insônia, mas que provoca diversos efeitos colaterais, entre eles alucinações, perda da memória de curto prazo, tontura e dores de cabeça.[55]

Antes de pensarmos em remédios, há algumas medidas não farmacológicas que devem ser tomadas por você. A higiene do sono é um conjunto de práticas e hábitos que são associados a melhorias na qualidade do seu descanso e da sua noite. O termo se refere às maneiras de treinar seu cérebro para reconhecer a hora de adormecer – e depois continuar dormindo. São medidas que devem ser incorporadas na vida de todo mundo.[56]

Assim como tudo que você faz na vida interfere na sua dor, tudo que você faz ao longo do dia interfere na sua noite de sono. Você precisa preparar o seu corpo durante o dia para poder dormir! Por isso, a palavra-chave em relação à higiene do sono é: rotina.

---

55 USO indevido de zolpidem, remédio para insônia, vira assunto na internet. **Fantástico**, 6 nov. 2022. Disponível em: https://globoplay.globo.com/v/11101601/. Acesso em: 5 fev. 2023.

56 RIEMANN, D. Sleep Hygiene, Insomnia and Mental Health. **Journal of Sleep Research**, ano 27, n. 1, p. 3, fev. 2018. Disponível em: https://pubmed.ncbi.nlm.nih.gov/29336095/. Acesso em: 28 fev. 2023.

TENHA ATENÇÃO COM SEU CORPO COMO VOCÊ TEM COM A BATERIA DO CELULAR. VOCÊ FICA ALERTA QUANDO O CELULAR AVISA QUE A BATERIA ESTÁ NA RESERVA E SE PROGRAMA PARA RECARREGÁ-LA. POR QUE NÃO COMEÇA A ESCUTAR SEU CORPO TAMBÉM?

Procure deitar-se e levantar-se sempre no mesmo horário todos os dias, mesmo nos fins de semana ou nos dias de folga. Outra estratégia importante é você esperar estar com sono para deitar na cama. Não fique rolando de um lado para o outro até pegar no sono, reserve a cama apenas para dormir e fazer sexo. Isso ensina o cérebro a ver o quarto somente como um lugar para dormir.

Estabeleça um ritual para a hora de dormir, tomando um banho quente, fazendo uma meditação, lendo um livro ou ouvindo uma música suave. Nesse ritual inclua um passo importante: desligue o maldito celular! (Ainda teremos um subtópico em outro capítulo sobre esse assunto.)

Assim como realizamos o desmame de medicações, também precisamos realizar o desmame dos celulares. Na primeira semana, comece a desligá-lo trinta minutos antes do seu horário de dormir. Depois, aumente esse tempo para uma hora antes de dormir. Eu faço isso! Aposto que você já sentirá a diferença após alguns dias. Se conseguir, evolua e desligue o celular durante um período maior! O uso de smartphones interfere no seu sono porque a interação com o conteúdo e a tela brilhante deixa sua mente acelerada, gera ansiedade e também a frequência de luz azul dificulta a produção de melatonina, conhecida como o "hormônio do sono".

Você vive na era das telas artificiais e paga um preço por isso! A disponibilidade de luz artificial aumentou substancialmente, especialmente durante a tarde e a noite, gerando riscos para o desenvolvimento de distúrbios de sono e vigília. Isso acontece porque possuímos um relógio interno que é regulado pela nossa exposição à luz, e tanto a luz artificial quanto a luz natural interferem na regulação do sono.[57]

---

57 TOUITOU, Y.; REINBERG, A.; TOUITOU, D. Association between Light at Night, Melatonin Secretion, Sleep Deprivation, and the Internal Clock: Health Impacts and Mechanisms of Circadian Disruption. **Life Sciences**, n. 173, p. 94-106, 15 mar. 2017. Disponível em: https://pubmed.ncbi.nlm.nih.gov/28214594/. Acesso em: 28 fev. 2023.

Esse relógio interno, chamado ciclo circadiano, cria o ritmo "dia e noite", determinando quando se quer estar acordado ou quando se quer dormir. Os neurônios do sistema nervoso central ajustam o ritmo de acordo com a entrada dos níveis de luz no ambiente e comunicam essa informação por meio de sinais para o resto do corpo.

Não é novidade nenhuma que a luz artificial afeta o seu sono, eu sei! Em contrapartida, alguns trabalhos descobriram que cada hora adicional gasta ao ar livre aumenta o seu sono em aproximadamente trinta minutos. A luz natural em altas intensidades, como exterior das casas e edifícios, tem mostrado adiantar o tempo de sono para as primeiras horas, afetar a duração de sono e melhorar a qualidade do descanso. Além disso, a qualidade do sono também está relacionada à exposição à luz durante o dia.[58]

Então, você pode utilizar a luz natural como uma opção terapêutica eficaz e não invasiva, com pouco ou nenhum efeito colateral, para melhorar o sono, recuperar o bom humor e o seu bem-estar geral. Sempre que acordar, abra as janelas, cortinas e persianas de sua casa para ter maior exposição à luz solar pela manhã. Se possível, passe um tempo ao ar livre ou faça intervalos no seu horário de trabalho em ambientes externos iluminados. Sempre opte pela prática de exercícios físicos em ambientes abertos pela manhã.

Limite o uso de cafeína e estimulantes no período da tarde e da noite. Lembre-se de que a cafeína também está presente em outros tipos de bebidas além do café, como alguns tipos de chá, refrigerante e até no chocolate. Sim, chocolate. Aquela xícara de chocolate quente que você acha que vai ajudar você a dormir pode conter 25 miligramas de cafeína, enquanto uma xícara de chá verde ou preto fornecerá 50

---

58 HAACK, M. *et al. op. cit.*

miligramas da substância. Outro consumo que deve ser evitado no período noturno são as bebidas alcóolicas.[59]

Até a alimentação no período noturno pode impactar a qualidade do sono. Um lanche leve antes de dormir "é aceitável", de acordo com a National Sleep Foundation. A recomendação é mastigar um punhado de nozes; comer algumas cerejas (que são ricas em melatonina); uma banana (que contém relaxantes musculares de potássio e magnésio) e beber chás descafeinados, como de camomila, gengibre e hortelã-pimenta.

E, falando nisso, se a alimentação interfere até no sono, será que você também deve se preocupar se ela interfere na sua dor? Para saber, leia o próximo capítulo!

---

59 LAMOTTE, S. Higiene do sono: 8 maneiras de treinar seu cérebro para dormir melhor. **CNN Brasil**, 29 maio 2021. Disponível em: https://www.cnnbrasil.com. br/saude/higiene-do-sono-8-maneiras-de-treinar-seu-cerebro-para-dormir-melhor/. Acesso em: 5 fev. 2023.

DE MODO INCONSCIENTE, EVITAMOS CONTATO COM PESSOAS PRIVADAS DE SONO. OS SERES HUMANOS SÃO "SENSÍVEIS" INCONSCIENTEMENTE AO HISTÓRICO DE SONO DAS OUTRAS PESSOAS, POIS ISSO É UM FATOR IMPORTANTE QUE PODE INDICAR ALGO SOBRE SUA SAÚDE, BEM COMO SUA CAPACIDADE DE INTERAÇÃO SOCIAL.

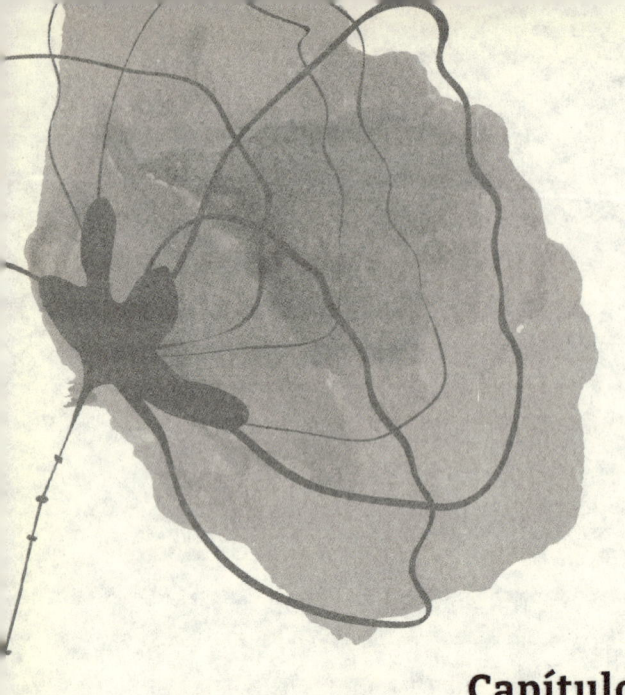

Capítulo 8

NÃO ALIMENTE A SUA DOR

"COMO MIOJO TODO DIA NO JANTAR"

Escutei essa frase durante uma consulta no ambulatório de dor crônica no SUS. Você consegue imaginar alguém saudável e que ingere miojo diariamente? Não existe. A ingestão diária de miojo com todos os seus componentes acarreta consequências desastrosas para a sua saúde a médio e longo prazo. Você até pode me alegar que eventualmente não tem problema. E, de fato, não tem, mas lembre-se de que o eventualmente depende do resto do seu contexto alimentar.

Você provavelmente já escutou aquela frase atribuída a Hipócrates, pai da medicina: "que seu remédio seja seu alimento e que seu alimento seja seu remédio", mas talvez nunca imaginou que ela pudesse ser aplicada ao contexto da dor crônica. O equilíbrio da dieta é um dos motivos que permitiu ao ser humano ter uma vida mais longa e com melhor qualidade.[60]

Embora muitos considerem os alimentos inócuos, existem diversas pesquisas em andamento que demonstram o papel dos alimentos como um dos pilares de tratamento das dores crônicas, podendo ser tanto nocivo quanto protetor. Algumas já estão citadas nas referências deste capítulo e existem outras centenas que você pode encontrar pesquisando nas plataformas científicas. A sua alimentação pode impactar de maneira direta ou indireta na sua dor, visto que já está comprovada a associação entre alimentação e fadiga, sono, constipação intestinal e até saúde mental.

Em toda consulta, pergunto sobre os hábitos alimentares de quem estou atendendo. E sempre me surpreendo, tanto com o que os

60 NERBASS, F. B. "Que seu remédio seja seu alimento, e que seu alimento seja seu remédio". **Pró-Rim**, 1 set. 2014. Disponível em: https://www.prorim.org.br/blog-artigos/que-seu-remedio-seja-seu-alimento-e-que-seu-alimento-seja-seu-remedio/. Acesso em: 28 fev. 2023.

portadores de dores crônicas comem, mas também pelo fato de como eles ficam surpresos quando indagados e orientados sobre o assunto. A portadora da frase do miojo me disse que foi a primeira vez que um médico perguntou sobre a sua alimentação!

Eu não prescrevo dietas porque não tenho formação nisso. Não é essa a minha função neste capítulo, no meu consultório ou nas redes sociais. Mas eu posso e devo orientar você e todo portador de dor crônica que me procura sobre a importância da alimentação, tanto no tratamento da dor crônica como também na promoção da saúde. A portadora de dor crônica jantava miojo com refrigerante todos os dias, sem contar o restante da alimentação que era totalmente desregulada. Não existe a possibilidade de uma pessoa passar por um profissional de saúde sem um alerta sobre os riscos desse tipo de rotina alimentar, que ela mantinha havia vários anos.

Mostrei para ela um vídeo do YouTube ensinando a fazer macarrão de abobrinha. Miojo é barato, mas a abobrinha também é! Ela desconhecia o fato de que o suco de pacotinho (cheio de vitaminas, segundo a embalagem) também não fazia bem, entre outros vários pontos importantes.

Comecei a ficar atenta a essa questão da alimentação durante a faculdade, pois acompanhei duas pessoas próximas que foram diagnosticadas com o mesmo tipo de câncer e apresentaram quadros totalmente diferentes de recuperação.

O tio do meu amigo era novo e sem outras doenças. Até então, era uma pessoa saudável. Ele sofreu muito com o pós-operatório imediato e tardio, e não foi pela dor da cirurgia, mas pela decorrente perda de massa magra, cansaço e inatividade.

A tia-avó desse mesmo amigo, mais idosa e com diversas comorbidades, teve o mesmo tipo de câncer e fez a mesma cirurgia. Quando foi descoberto o diagnóstico dela, uma das consultas iniciais foi com uma nutricionista oncológica. Eu acompanhei de perto como essa profissional fez uma diferença significativa na evolução da portadora, com relação à disposição, à presença da perda de massa magra e ao auxílio no tratamento da dor!

Quando me especializei em dor, comecei a estudar mais sobre a importância da alimentação na prevenção e no tratamento de diversos tipos de dores. Em 2021, fui convidada para uma aula sobre o papel da nutrição e da atividade física no controle da dor oncológica e me aprofundei mais no assunto.

As publicações científicas são diversas, mas concordam que uma alimentação adequada auxilia na prevenção de perda de massa magra, na redução da gordura, no funcionamento correto do intestino, na regulação do sono, na reposição de micro e macronutrientes, entre diversas outras situações que colaboram para a prevenção e o tratamento da dor crônica.

Após isso, revisei a bibliografia e montei outra aula intitulada "Dor crônica e alimentação: devemos prestar mais atenção no que nossos pacientes comem?". A minha conclusão da aula foi que sim, os profissionais de saúde devem se preocupar com a alimentação – e você também precisa fazer o mesmo! Em cada refeição você tem a chance de praticar o autocuidado, que já vimos ser muito importante![61]

"DOR NO JOELHO? TEM QUE EMAGRECER"

Aposto que em algum momento você já escutou essa associação entre a necessidade de emagrecer para aliviar dor nos joelhos, pés ou quadril. Muitas pessoas pensam que a relação entre o sobrepeso, ou obesidade, e dor crônica estaria ligada ao fato de que esse peso a

---

61 FIFI, A. C.; HOLTON, K. F. Food in Chronic Pain: Friend or Foe? **Nutrients**, ano 12, n. 8, p. 2.473, 17 ago. 2020. Disponível em: https://pubmed.ncbi.nlm.nih.gov/32824467/. Acesso em: 28 fev. 2023.

mais sobrecarregaria as articulações e geraria dor. Só que essa relação vai muito além disso, começando na inflamação!

A inflamação ocorre quando as células do sistema imunológico respondem a uma infinidade de agressões, incluindo infecções, alergias, lesões, radiação e estresse oxidativo induzido pela dieta. A inflamação aguda aumenta a dor aguda e vice-versa. A mesma coisa acontece na inflamação crônica, que pode resultar em hipersensibilidade crônica e está relacionada à dor crônica e a outras diversas doenças crônicas.[62]

Sempre utilizo uma metáfora no meu consultório. Imagine a sua dor crônica como um incêndio e que o nosso objetivo é apagar o fogo para eliminar o sofrimento físico. Nós acionaremos os bombeiros, que são todos os profissionais de saúde com suas propostas de tratamento. Eles chegariam naqueles caminhões-tanque, com mangueiras gigantescas e cheios de planos para apagar o incêndio.

Ao mesmo tempo, existem incendiários jogando gasolina e reavivando o fogo! Você já ficou preocupado, já que, enquanto os incendiários alimentarem o incêndio com gasolina, não existe a possibilidade de ele, no caso, a sua dor, acabar. Os incendiários são a inflamação crônica.

Você deve estar pensando que inflamação se trata com anti-inflamatório, mas isso se limita ao tratamento da inflamação aguda. Quando se trata de inflamação crônica, precisamos atuar nos fatores de estilo de vida modificáveis (tabagismo, atividade física, alimentação, álcool e composição corporal) que estão ligados a diversas doenças, entre elas câncer, doenças cardiovasculares, doenças neurológicas e, também, a dor crônica.

Um dos fatores de estilo de vida modificáveis tem a ver com a composição corporal, que **é o conjunto dos componentes que formam a**

---

62 JI, R.; CHAMESSIAN, A.; ZHANG, Y. Pain Regulation by Non-Neuronal Cells and Inflammation. **Science**, ano 354, n. 6.312, p. 572-577, 24 nov. 2016. Disponível em: https://www.science.org/doi/10.1126/sciadv.abn5535. Acesso em: 28 fev. 2023.

massa corporal. A avaliação da composição do seu corpo é realizada para quantificar os principais componentes do organismo humano: água, ossos, músculos e gordura corporal.

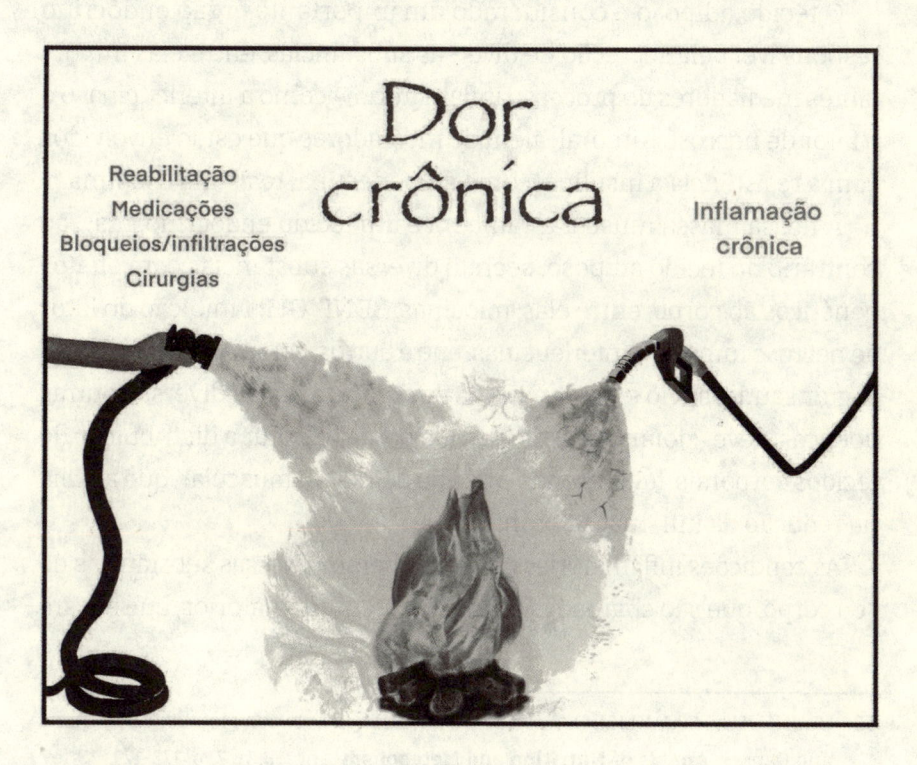

Preciso reforçar que o peso isolado não é a melhor medida para avaliarmos a saúde do paciente, sendo mais importante o seu percentual de gordura e massa magra do que o número que aparece quando você sobe na balança. A taxa de gordura corporal é a medida que avalia o percentual de gordura, ou seja, a razão entre a massa total de gordura corporal e a massa da pessoa. Assim, uma pessoa considerada "magra" pode ter um percentual alto de gordura, e consequentemente sofrer os efeitos deletérios disso.

Os efeitos deletérios são em decorrência da relação entre sobrepeso e obesidade, resistência à insulina e... inflamação crônica! A resistência à insulina é a base da síndrome metabólica, que cursa com um estado inflamatório crônico, responsável por diversas patologias – entre elas, a dor crônica.[63]

O tecido adiposo é considerado um importante órgão endócrino responsável pela secreção de diversas substâncias, entre elas importantes mediadores do processo inflamatório – como a interleucina-6 e o fator de necrose tumoral, além de mediadores que estão envolvidos com a resistência à insulina, como adiponectina, resistina e leptina.[64]

A nossa massa muscular também é um tecido endócrino, mas, ao contrário do tecido adiposo, secreta diversas substâncias com efeitos benéficos ao corpo, entre elas: miocinas, BDNF, GLP1, inibição do fator de necrose tumoral e interleucinas, entre outros. Ou seja, para você conseguir saúde, alívio e prevenção da dor crônica, entre diversas outras doenças, deve adotar um estilo de vida para melhorar a distribuição de tecidos corporais, favorecendo o ganho de massa muscular, que auxilia na redução da inflamação crônica.[65]

As condições inflamatórias crônicas liberam diversas substâncias no seu corpo, que são chamadas de mediadores inflamatórios, que ativam

---

63 UZUNLULU, M.; CAKLILI, O. T.; OGUZ, A. Association between Metabolic Syndrome and Cancer. **Annals of Nutrition and Metabolism**, ano 68, n. 3, p. 173-179, 20 fev. 2016. Disponível em: https://pubmed.ncbi.nlm.nih.gov/26895247/. Acesso em: 28 fev. 2023.

64 KAWAI, T.; AUTIERI, M. V.; SCALIA, R. Adipose Tissue Inflammation and Metabolic Dysfunction in Obesity. **American Journal of Physiology, Cell Physiology**, ano 320, n. 3, p. C375-C391, 23 dec. 2020. Disponível em: https://pubmed.ncbi.nlm.nih.gov/33356944/. Acesso em: 28 fev. 2023.

65 PEDERSEN, B. K.; FEBBRAIO, M. A. Muscles, Exercise and Obesity: Skeletal Muscle as a Secretory Organ. **Nature Reviews Endocrinology**, ano 8, n. 8, p. 457-65, 3 abr. 2012. Disponível em: https://www.nature.com/articles/nrendo.2012.49. Acesso em: 28 fev. 2023.

os receptores de dor de maneira contínua. Lembra aquele exemplo capítulos atrás quando eu disse que os receptores de dor são como interruptores? Como falei lá, a relação entre inflamação e dor é bidirecional. Os receptores de dor, quando ativados, liberam mais mediadores inflamatórios e ocorre essa retroalimentação entre dor crônica e neuroinflamação! É como se a própria luz ativasse o interruptor, que geraria ainda mais luz! Ou seja, dor crônica gera inflamação e inflamação gera dor crônica! Então, quando silenciamos os receptores da dor, conseguimos diminuir também a resposta inflamatória e vice-versa!

Um trabalho científico avaliou quase 18 mil portadores de dor crônica em relação aos biomarcadores inflamatórios, de estresse oxidativo e avaliação de micronutrientes. Dos portadores, 77% apresentaram pelo menos um biomarcador alterado, em comparação com uma população saudável e que não sofre dessa condição. Sabe qual foram os biomarcadores mais alterados? Exato! Os marcadores referentes à inflamação crônica![66]

O tratamento da inflamação começa no alinhamento de um eixo muito importante no nosso corpo, que está entre o intestino e o cérebro! Vamos conversar agora sobre microbiota intestinal.

VOCÊ TEM POUCAS CÉLULAS NO SEU CORPO!

Sim, é isso mesmo que você leu. Você possui pouquíssimas células no seu corpo quando comparamos esse número com o de micro--organismos que vivem no seu intestino. Sendo o sistema microecológico mais complexo e populoso em nosso corpo, a microbiota intestinal consiste em bactérias, leveduras, eucariotos unicelulares e parasitas

---

66 GUNN, J. *et al*. An Analysis of Biomarkers in Patients With Chronic Pain. **Pain Physician**, ano 23, n. 1, p. E41-E47, jan. 2020. Disponível em: https://pubmed.ncbi.nlm.nih.gov/32013287/. Acesso em: 28 fev. 2023.

helmintos ou vírus, ou ambos. O número de organismos que compõem a sua microbiota intestinal é de aproximadamente 10^{14} e o número total de genes é cerca de cem vezes maior que o do genoma humano.

Você já pensou que cada micro-organismo libera substâncias (mediadores) no seu intestino? Será que essa quantidade de mediadores desse infinito de micro-organismos pode influenciar a sua dor? Nos últimos anos, estudos avaliando o impacto do sistema gastrointestinal e de nossa microbiota na fisiologia do sistema nervoso central vêm demonstrando um papel complexo, intrigante e surpreendentemente grande do primeiro sobre o segundo.

A relação entre microbiota intestinal e doenças neurológicas, incluindo a dor crônica, tem recebido atenção crescente. O microbioma intestinal é um modulador crucial da dor visceral, que é um tipo de dor que ocorre em alguns quadros de dores abdominais. O fato de a alimentação e o intestino interferirem nas dores abdominais é até óbvio e bastante difundido. Entretanto, as evidências recentes sugerem que a microbiota intestinal também pode desempenhar um papel crítico em muitos outros tipos de dores crônicas, incluindo dor inflamatória, dor de cabeça, dor neuropática e tolerância a opioides.[67]

O nosso sistema nervoso, responsável pela transmissão do impulso doloroso, é dividido em central e periférico. A microbiota intestinal impacta na regulação da dor tanto no sistema nervoso periférico quanto no central! As substâncias liberadas pela microbiota intestinal interferem na sensibilização periférica, regulando direta ou indiretamente a excitabilidade de alguns neurônios. Ou seja, a microbiota pode influenciar na transmissão do impulso doloroso. No sistema nervoso central,

67 GUO, R. *et al*. Pain Regulation by Gut Microbiota: Molecular Mechanisms and Therapeutic Potential. **British Journal of Anaesthesia**, ano 123, n. 5, p. 637-654, nov. 2019. Disponível em: https://pubmed.ncbi.nlm.nih.gov/31551115/. Acesso em: 28 fev. 2023.

os mediadores derivados da microbiota intestinal podem regular a neuroinflamação. E você já sabe que existe uma relação bidirecional entre inflamação e dor!

O eixo intestino-cérebro refere-se à comunicação bidirecional entre esses dois órgãos, ou seja, o intestino interfere nas funções cerebrais e o cérebro interfere nas funções intestinais, sendo a microbiota intestinal um fator gastrointestinal chave que modifica o eixo e interfere nas funções do sistema nervoso. Hoje, esse conceito é amplamente aceito e suas alterações causam impacto em diferentes condições metabólicas, imunológicas e neuropsiquiátricas, como obesidade, síndrome metabólica, dor crônica, síndrome do intestino irritável, depressão e demências, dentre outros.

Agora contarei uma coisa para você: o cuidado com o seu intestino começa no seu prato de comida!

NÃO COMA MENOS: COMA MELHOR!

Em 2003, a Organização Mundial da Saúde (OMS) publicou um relatório sobre a mudança global na dieta resultante da industrialização, urbanização e globalização do mercado, e avaliou o impacto no desenvolvimento de doenças crônicas. Padrões alimentares modernos são considerados comportamentos de risco, e a OMS identifica a nutrição como um "principal determinante modificável de doenças crônicas".[68]

Como você viu, nutrição adequada é uma premissa básica para uma boa saúde, incluindo o alívio da dor. Uma dieta alimentar específica pode fornecer um apoio útil para você que sofre de dor crônica. Portadores de dores crônicas geralmente apresentam níveis elevados de citocinas pró-inflamatórias no sangue e nos tecidos. Além disso, os déficits nutricionistas

---

[68] ORGANIZAÇÃO MUNDIAL DE SAÚDE. Comunicado de Imprensa conjunto da OMS/FAO 32, 23 abr. 2003.

de macro e micronutrientes podem causar ou exacerbar a sua dor. Os macronutrientes incluem proteínas, carboidratos simples e complexos e gorduras. Esses macronutrientes fornecem as calorias dos alimentos. Micronutrientes são vitaminas, minerais, enzimas e antioxidantes.

Você deve pensar que basta suplementar todos esses nutrientes para evitar qualquer déficit nutricional e a piora da dor. Mas suplementar sem ajustar a alimentação não serve para nada. O suplemento serve para dar um "bônus", aumentar o nível das vitaminas e minerais, além dos nutrientes fornecidos pelos alimentos, mas nunca substituem uma alimentação equilibrada.

Você precisa aumentar a ingestão de alimentos anti-inflamatórios e reduzir a ingestão de alimentos industrializados. Existe uma regra prática excelente para isso: desembale menos e descasque mais!

Aumente o consumo de frutas e vegetais, que contêm muitas vitaminas, minerais e antioxidantes. A grande variedade de cores no seu prato também tem um significado muito importante para a sua saúde: ela revela o alto valor nutricional da refeição que você vai fazer. Por isso, **quanto mais cores, mais tipos de nutrientes você estará ingerindo naquele prato**. Quanto maior o consumo de vegetais, menor a ocorrência de inflamação e estresse oxidativo.[69]

As leguminosas (feijão, lentilha, grão de bico, ervilha...) são um componente fundamental devido ao seu efeito benéfico nos marcadores inflamatórios. E mais, elas são ricas em fibras insolúveis em água, e essa característica as torna adequadas para indivíduos que sofrem de constipação induzida por opioides e outras medicações.

A alimentação desequilibrada, que privilegia o consumo de alimentos de origem animal em detrimento de alimentos de origem vegetal,

---

69 RONDANELLI, M. *et al.* Food Pyramid for Subjects with Chronic Pain: Foods and Dietary Constituents as Anti-Inflammatory and Antioxidant Agents. **Nutrition Research Reviews**, ano 31, n. 1, p. 131-151, 22 abr. 2018. Disponível em: https://pubmed.ncbi.nlm.nih.gov/29679994/. Acesso em: 28 fev. 2023.

também está associada a doenças crônicas. O maior consumo de carne vermelha está associado a concentrações plasmáticas de moléculas inflamatórias. Opte por carnes brancas e as consuma grelhadas, assadas ou cozidas, evitando frituras.

Os ovos são outra fonte de proteínas que contêm substâncias particularmente benéficas, como vitaminas lipossolúveis, vitamina B, minerais, colina, luteína, proteínas de alta qualidade e componentes bioativos com funções antioxidantes e anti-inflamatórias.

A principal fonte de ingestão de lipídios na dieta mediterrânea, que apresenta evidências científicas na prevenção de diversas patologias, é representada pelo azeite extravirgem, que possui atividade anti-inflamatória, antimicrobiana e antioxidante.

As especiarias têm propriedades positivas para a saúde. O consumo é recomendado porque elas são úteis para saborizar pratos sem utilizar quantidades excessivas de sal. Alguns extratos de plantas, como cúrcuma e gengibre, têm efeitos antinociceptivos e anti-inflamatórios. Eles são uma alternativa aos temperos industrializados.

A comida industrializada é uma grande vilã! Evite alimentos refinados, que estão ligados ao aumento da gordura visceral, a déficits nutricionais, processos inflamatórios, alterações da microbiota, estresse oxidativo, entre outros fatores que favorecem a neuroinflamação, a manutenção das dores crônicas e outras doenças.

Cuidado com alimentos processados e ultraprocessados, porque sofrem adição de diversos tipos de açúcares, sal, óleos vegetais e outras substâncias utilizadas para conservar ou realçar o sabor. Esses produtos têm o seu sabor realçado com glutamato monossódico – alguns trabalhos mostram melhora das dores com dietas com restrição de glutamato; outros, a piora da dor quando o introduzimos na dieta dos portadores.

O consumo de alimentos de alto índice glicêmico pode contribuir para o estresse oxidativo e a inflamação de baixo grau. Recomenda-se ingerir diariamente grãos integrais para reduzir esse índice, e também por isso o seu consumo de doces deve ser ocasional. A ingestão de alimentos de alto índice glicêmico pode contribuir para um maior estresse oxidativo e criar um estado de inflamação crônica. Opções mais saudáveis e chocolate amargo (70% cacau) podem ser estratégias de combate à inflamação.

Algumas hipovitaminoses estão associadas à hipersensibilidade central e inflamação. A suplementação pode auxiliar no desequilíbrio entre capacidade antioxidante, estresse oxidativo e marcadores pró/anti-inflamatórios. Mas não reponha nada por conta própria! Algumas vitaminas minerais possuem apresentações melhores, o que favorece sua absorção. Lembre-se de que a suplementação é a cereja do bolo, como está bem representado nessa pirâmide alimentar com os grupos de alimentos que envolvem os macronutrientes e micronutrientes importantes para os portadores de dores crônicas.

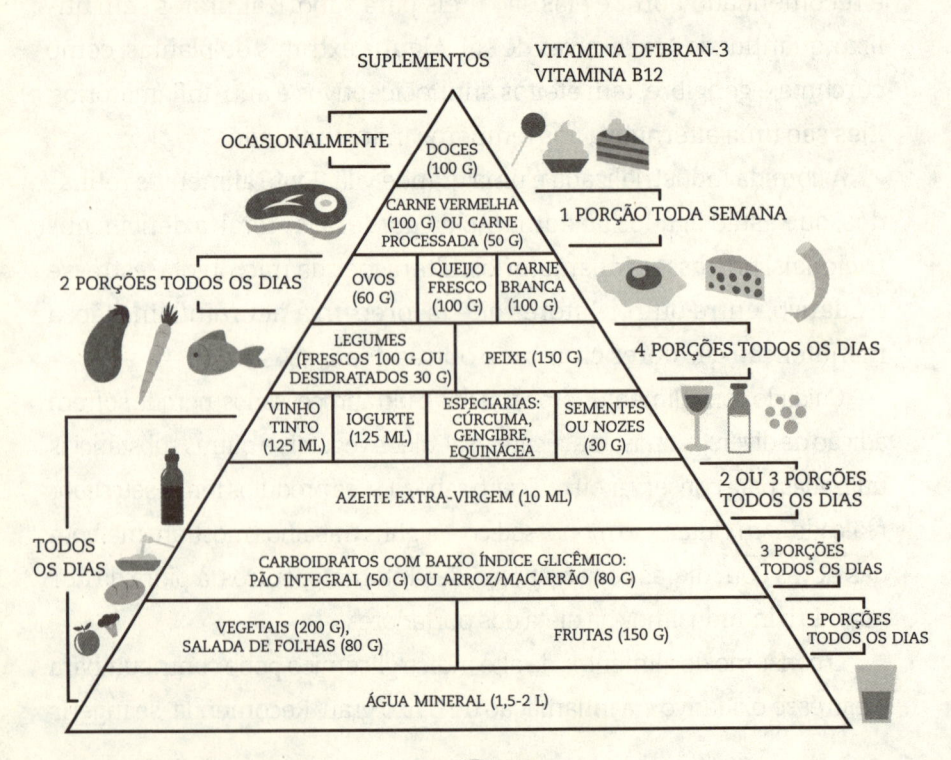

QUE SEU REMÉDIO SEJA SEU ALIMENTO E QUE SEU ALIMENTO SEJA SEU REMÉDIO.

A SEGUNDA COISA QUE MAIS ME INCOMODA NO CONSULTÓRIO

Sem dúvida alguma, os distúrbios de sono são o meu maior incômodo no consultório seguidos da baixa ingestão hídrica. Eu literalmente pergunto se a pessoa na minha frente bebe água e qual quantidade ela bebe porque a hidratação adequada é essencial para o funcionamento adequado do organismo. Constantemente, me deparo com pessoas com uma ingestão de líquidos insuficiente ou que só ingerem bebidas com efeito diurético e, consequentemente, aumentam a desidratação.

Camila, portadora de fibromialgia, me foi encaminhada por seu médico reumatologista para saber sobre o uso de determinada medicação. Durante minha avaliação, ela me informou que bebia bastante líquido por dia e, ao lhe perguntar qual líquido, fui informada de que eram de três a quatro litros de Coca-Cola. Existiam outros pontos não farmacológicos que precisavam de intervenção, mas eu utilizei a redução do refrigerante como o primeiro passo. Programei um desmame e, na consulta de retorno, Camila me informou que havia "acelerado o desmame" e estava bebendo um copo de refrigerante por dia e que passou a beber em torno de 2,5 litros de água ao dia.

"As dores no corpo permanecem, mas muita coisa mudou", disse Camila, que relatou melhora da fadiga, da função intestinal, de problemas de digestão e dores de cabeça. Eu não introduzi nenhuma medicação nova na vida de Camila, mas realizei ajustes graduais para que a medicação que ela já utilizava fizesse efeito.

Se você não bebe água, pode ter certeza de que isso não é o responsável pelas suas dores crônicas, mas é um ponto que precisa ser trabalhado. A desidratação causa ou piora dores de cabeça e musculares, cansaço, intestino preso, dificuldade de concentração, irritabilidade, redução da força muscular e outras queixas comuns entre os portadores de dores crônicas.

A ingestão adequada de líquidos é crucial para nossas funções vitais. Os efeitos negativos da desidratação não apenas no desempenho físico, mas também no cognitivo, já foram relatados na literatura científica. A desidratação por meio de atividade física ou ingestão hídrica ineficiente causa alterações físicas reversíveis que consistem até na redução do volume cerebral.[70]

A dor é uma experiência consciente facilmente influenciada pela emoção, humor e ambiente cognitivo, como expectativa, hipervigilância, atenção e distração. Portanto, a desidratação pode afetar a experiência de dores em humanos. Alguns trabalhos sugerem que a desidratação provoca aumento da atividade cerebral relacionada a estímulos dolorosos, juntamente com o aumento da sede, enquanto a reidratação alivia a sede e diminui a atividade cerebral relacionada ao estímulo doloroso.

Além disso, precisamos de uma ingestão hídrica adequada para a eliminação de toxinas e para o funcionamento adequado do intestino. A queixa de constipação intestinal é frequente entre os portadores de dores crônicas, que pode ainda se agravar devido ao efeito colateral de várias medicações. Um erro comum de qualquer pessoa é aumentar a ingestão de fibras e não aumentar a ingestão de líquidos, o que piora a constipação intestinal e, consequentemente, altera a sua microbiota intestinal.

Você não precisa fechar este livro agora, abrir a geladeira e beber dois litros de água! Manter algo é mais desafiador do que começar, e quero que você faça mudanças gradativas que sejam incorporadas de maneira definitiva na sua vida.

Sou aquela pessoa que anda com garrafinha de água e que, quando a esquece em casa, compra uma nova, mas não fica um dia sem uma garrafa na bolsa. Inclusive tenho uma garrafa na minha sala de consultório para me lembrar de beber água e também para reforçar a orientação sobre ingestão hídrica durante a consulta. A vigilância acontece porque,

---

70 MASENTO, N. A. *et al.* Effects of Hydration Status on Cognitive Performance and Mood. **British Journal of Nutrition**, ano 111, n. 10, p. 1.841-1.852, 28 maio 2014. Disponível em: https://pubmed.ncbi.nlm.nih.gov/24480458/. Acesso em: 28 fev. 2023.

como eu me acostumei a hidratar adequadamente, consigo perceber diferença quando não bebo água o suficiente.

As pessoas sempre comentam comigo sobre a dificuldade em beber água na correria do dia a dia. Essa sociedade do 220v é tão ingrata que não conseguimos fazer uma pausa para um copo de água! A garrafinha é sem dúvida uma estratégia obrigatória! Além de ajudar você a lembrar que é preciso se hidratar, ela lhe permite quantificar a sua ingestão diária e também garante o abastecimento em filtros e bebedouros. Sem falar que é uma medida mais ecológica do que toda hora pegar copinhos plásticos.

A ingestão de água pura pode provocar enjoos nessa fase inicial, quando a pessoa está aprimorando o hábito. Fracione o consumo e beba uma quantidade menor várias vezes ao dia. Outra coisa que ajuda é "saborizar" a água. Utilize rodelas de limão, laranja, folhas de hortelã, canela em pau, entre outros. Cuidado com as águas saborizadas industrializadas, que não passam de refrigerantes "maquiados".

O consumo de bebidas na forma de chá pode ser uma estratégia para o aumento do consumo de líquidos. Entretanto, nesse caso, convém não adicionar açúcar e adoçantes nem utilizar chás industrializados. Opte pelo preparo a partir da erva (ou de ervas em saquinhos). Lembre-se de que alguns chás possuem efeito diurético, então os utilize com cautela porque eles também promovem uma maior perda hídrica pelo aumento da diurese. Outros também possuem cafeína, então restrinja seu uso à tarde e à noite, para evitar que atrapalhem seu sono.

Quando estiver em restaurantes e lanchonetes, troque o refrigerante por água com gás e limão espremido. Eu sempre alerto no consultório que tudo na vida possui um lado bom e um lado ruim, menos refrigerante e cigarros, ambos só possuem o lado ruim!

A tecnologia pode auxiliar você! Existem diversas opções de aplicativos gratuitos que lembram você de beber água, além de quantificar a sua ingestão hídrica.

Hidrate-se!

O EQUILÍBRIO DA DIETA É UM DOS MOTIVOS QUE PERMITIU AO SER HUMANO TER UMA VIDA MAIS LONGA E COM MELHOR QUALIDADE.

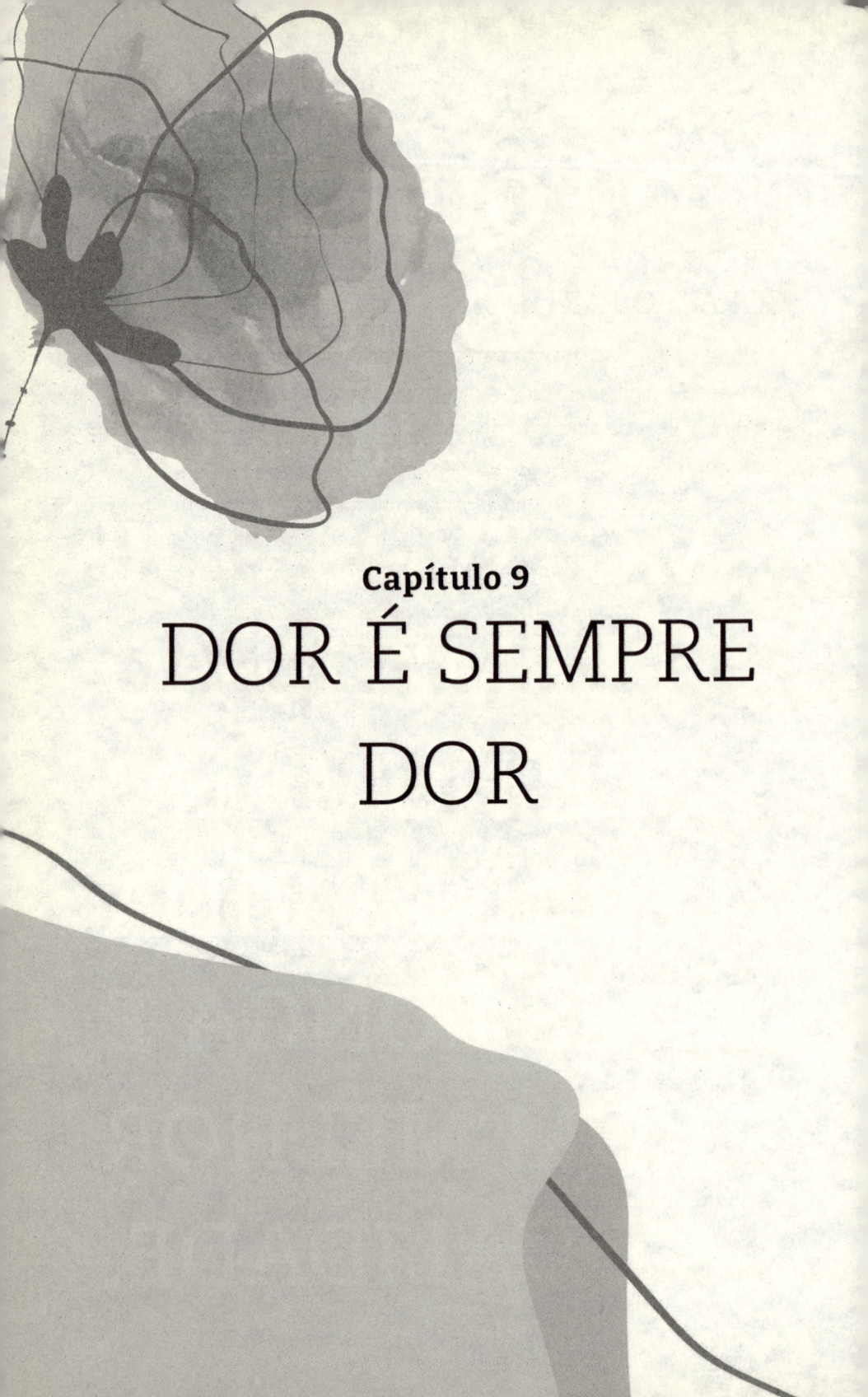

Capítulo 9

DOR É SEMPRE DOR

TUDO DÓI: DESDE O OSSO QUEBRADO, O *UNFOLLOW* NO INSTAGRAM ATÉ O CORAÇÃO PARTIDO!

Imagine que você tem um irmão gêmeo ou uma irmã gêmea. Existe outra pessoa fisicamente idêntica a você. Vocês dois começam com um quadro de dor e queimação na perna, que parece vir lá da coluna. Ao procurar o médico, que já suspeitou de uma provável dor decorrente de uma hérnia de disco, e realizarem os exames, ambos descobrem que possuem uma hérnia no mesmo nível da coluna e do mesmo tamanho.

Vocês possuem a mesma dor! Que coincidência! Errado, vocês não possuem a mesma dor! Apesar de serem pessoas geneticamente iguais e que apresentam até a mesma lesão no exame, isso não significa que a dor de vocês seja igual! Vocês são pessoas diferentes que passaram por vivências diferentes ao longo da vida.

A sua dor vai além do desconforto dessa hérnia na lombar que tanto incomoda. Você lembra que, no início do livro, eu falei que a percepção da dor é profundamente influenciada pelos aspectos emocionais? Ela também é influenciada pelos nossos aspectos espirituais e sociais. Chamamos isso de dor total, um conceito desenvolvido por Cicely Saunders, médica britânica.

Isso explica por que existem outras tantas situações que interferem na intensidade e no alívio das suas dores. Suponhamos que você perdeu o emprego recentemente, que a sua namorada terminou com você, seu cachorro morreu e que você está endividado. Você está em um momento muito difícil e ainda aparece uma hérnia de disco. Ao contrário do seu irmão gêmeo, que está feliz no casamento, a startup foi vendida e ele ficou milionário.

Obviamente que essas situações impactam tanto na intensidade da dor quanto no alívio dela. A multidimensionalidade da dor deve ser abordada pelos profissionais de saúde, mas também deve ser compreendida por você.

Não importa para o seu cérebro se a sua dor é devido a um braço quebrado, ou ao *unfollow* de vários parentes no Instagram após uma briga familiar, ele processa tudo no mesmo lugar. As mesmas áreas do cérebro são ativadas quando as pessoas sentem dor física ou emocional: a ínsula anterior e o córtex cingulado anterior. Essas áreas estão conectadas ao nervo vago, que por sua vez está diretamente ligado aos nervos no tórax e na área abdominal. Essas conexões explicam por que sentimos essas emoções dolorosas diretamente na parte superior do tronco, perto do peito e do abdome, em vez de senti-las como se alguém batesse o dedinho do pé em uma quina de uma mesa.[71, 72]

Sendo assim, as suas emoções têm um impacto importante na sua dor – seja de amplificação ou de atenuação. Provavelmente você já perdeu alguém na sua vida, ou pela morte ou por um término de relacionamento. Doeu, não doeu? Inclusive, doeu na mesma proporção que a sua dor física, não foi?

Dor é sempre dor!

"COMIGO NÃO VAI FUNCIONAR"

Já conversei sobre o fato de você sentir dor há tanto tempo alterar a sua percepção sobre várias situações. É como se você enxergasse através da lente da dor crônica que aumenta a sua desesperança na

---

71 ONDE a emoção dói no corpo? **Dor Crônica**, 6 maio 2021. Disponível em: https://www.dorcronica.blog.br/onde-a-emocao-doi-no-corpo/. Acesso em: 7 fev. 2023.

72 EISENBERGER, N. I. The Pain of Social Disconnection: Examining the Shared Neural underpinnings of Physical and Social Pain. **Nature Reviews Neuroscience**, ano 13, n. 6, p. 421-434, 3 maio 2012. Disponível em: https://www.nature.com/articles/nrn3231. Acesso em: 28 fev. 2023.

vida, nos profissionais de saúde e nos tratamentos propostos. Uma lente correta permite você enxergar melhor, mas essa lente não é adequada para ninguém. O uso prolongado dela pode criar um estado de alerta em que você fica preparado para ver todas as coisas dando errado!

Sabe quando você coloca um óculos de grau que não é seu e a sua visão fica toda distorcida? Quando você coloca essa lente, ela gera distorções negativas, ou seja, sem saber, você passa a enxergar tudo de maneira errada. Qualquer proposta de tratamento que for apresentada será vista com essa lente que gera uma distorção negativa!

Provavelmente você já foi taxado de pessimista, mas você não é pessimista! Você não sabe, mas está usando um óculos que não lhe pertence e enxergando o mundo através dessa lente que é a catastrofização.

Enquanto não tirar essa lente, você sempre vai pensar que o pior pode acontecer, que os tratamentos não vão funcionar, que os remédios vão causar inúmeros efeitos colaterais, que os procedimentos vão falhar, que o exercício vai causar uma nova lesão ou que a sua dor vai piorar.

Apresentar distorções de pensamentos sobre a dor crônica pode levar a resultados negativos no seu tratamento, pois as distorções geram ansiedade e medo em relação ao procedimento, que aumentam a dor e, consequentemente, dificultam ainda mais a adesão ao tratamento proposto. Isso causa um círculo vicioso de desconforto e negativismo sobre o tratamento da dor crônica. Ao invés de focar o tratamento, você foca de maneira excessiva a dor, na possível falha do processo e na piora da sensação, e acaba rejeitando o que o médico lhe propõe.

A terapia cognitivo-comportamental (TCC) consegue promover alterações no pensamento, de modo que o pensamento distorcido sobre a dor mude frente à realidade, promovendo a sua adesão ao tratamento e melhorando a qualidade de vida do portador. Até a realidade virtual pode ajudar nessas situações.

Como eu bato na tecla desde o início do livro sobre a educação em dor, é importante que você tenha consciência sobre a catastrofização para entender que esses pensamentos surgem de maneira tão rápida e automática que você nem percebe. Eles geram emoções, e são elas que você percebe. Pense na sua mente como um filtro. É ela que vai separar o que for útil para você. Quando aparecer uma emoção negativa, tente identificar o pensamento que a originou!

Esclareça esse pensamento com o profissional de saúde que está acompanhando você. Esclareça essas dúvidas com alguém que não utiliza a lente da catastrofização! Aliás, crie o hábito de anotar as suas dúvidas para que possam ser esclarecidas durante as consultas. Considere que existem explicações menos aterrorizantes para a dor e em relação ao tratamento.

Em qualquer situação que você vivenciar, existe uma chance de dar certo e uma de dar errado, ou seja, existe a chance de dar certo! O seu padrão de pensamentos pode impedir você de enxergar outras possibilidades além da negativa.

Lembre-se de que o tratamento da dor envolve um conjunto de mudanças e não produz efeitos da noite para o dia. Se a proposta do tratamento não der certo, existem outras alternativas que podem promover o alívio da sua dor. Você tem urgência para ficar livre da dor, mas precisa alinhar a sua expectativa de melhora com a realidade do tratamento porque, quando você inicia o processo e não tem uma melhora instantânea, os pensamentos catastróficos aparecem e você abandona o tratamento "porque ele não deu certo".

Você sempre se prepara para ver as coisas dando errado. Mas e se elas derem certo?

"EU ESTOU EMBURRECENDO"

Entender que algumas situações que acontecem com você são consequências da dor é importante para compreender que elas não são o problema. A dor que é o problema. Atendo portadores de dores crônicas com formações acadêmicas variadas. Alguns nem terminaram o ensino médio e outros têm pós-doutorado e são referências internacionais em suas áreas. Essas pessoas com diferentes graus de escolaridade possuem algo em comum além da dor crônica. Elas se queixam da "memória fraca".

Nesta etapa do nosso relacionamento ao longo do livro, eu já imagino que você tenha pensado: *lá vem outra coisa que a Amelie vai falar que tem uma relação bidirecional com a minha dor*. E é isso mesmo! Várias linhas de evidência sugerem uma interação bidirecional entre dor e processamento cognitivo: os processos de dor interferem no desempenho cognitivo e, inversamente, os processos cognitivos interferem na percepção da dor.

A cognição é definida como a capacidade do cérebro de adquirir, processar, armazenar e recuperar informações. A sua cognição é composta por alguns elementos críticos que provavelmente estão prejudicados em você, como atenção, percepção, memória, habilidades motoras, verbais e de linguagem. Atendo um professor universitário de História que afirma lembrar-se de fatos e datas históricas, mas que sente dificuldade na hora de formular as frases para ensinar os seus alunos: "Os fatos históricos estão ali, mas as palavras somem da minha boca".[73]

Vários estudos mostraram um déficit na capacidade cognitiva em pessoas que sofrem de dor crônica. Dentre esses déficits cognitivos, as dificuldades de atenção e memória são as mais relatadas. Essas queixas de falhas na memória incluem problemas ao se referir a filmes e livros, esquecimentos, dificuldades em realizar tarefas cotidianas e em conversas do dia a dia. Tanto a atenção como a memória têm impacto

---

73 KHERA, T.; RANGASAMY, V. Cognition and Pain: A Review. **Frontiers in Psychology**, ano 12, n. 21, 21 maio 2021. Disponível em: https://doi.org/10.3389/fpsyg.2021.673962. Acesso em: 28 fev. 2023.

em coisas simples da sua vida e, consequentemente, atrapalham você a seguir o tratamento.

A sua atenção, que é a sua capacidade de processar informações, fica prejudicada pela dor. Outras comorbidades que acompanham a dor, como depressão e ansiedade, podem afetar a atenção. Observo que muitos portadores apresentam dificuldade em se concentrar durante a consulta e absorver as explicações e o tratamento proposto. Assim, portadores de dores crônicas, especialmente em uma faixa etária mais avançada e com outras condições coexistentes, requerem cuidados especiais durante a consulta e também no "pós-consulta".

Os estudos clínicos na última década mostraram um aumento na incidência de déficits de atenção relatados por portadores de dor crônica. Curiosamente, estudos recentes mostram diminuição da precisão na troca de atenção e tarefas de atenção dividida em pacientes com fibromialgia. Você observa que os próprios portadores percebem isso e a chamam de *fibro fog*, definindo a "neblina cerebral" que acompanha esses pacientes.

Portadores de dor crônica relatam uma experiência que envolve confusão mental, esquecimento, falta de foco e pouca clareza mental chamada de *brain fog*, "neblina do cérebro" ou fadiga cerebral, uma condição que pode estar presente na dor crônica, mas que também acompanha outras situações em saúde, como estresse, alterações no sono, fadiga, mudanças hormonais, covid-19, hipovitaminose, hipotireoidismo, desidratação, falta de atividade física e uso de medicações.

A memória também é impactada pela dor crônica. Exames de imagens funcionais e medidas eletrofisiológicas sugerem que tal interação possivelmente decorra de uma dependência de recursos neurais compartilhados. Ou seja, memória e dor dividem os mesmos espaços no sistema nervoso central. O hipocampo está associado à formação de memória explícita de longo prazo e ao manuseio de estressores emocionais. Estudos em humanos e animais mostram uma diminuição do volume do hipocampo e da plasticidade estrutural e bioquímica no contexto da dor crônica. A amígdala é outra região cerebral crítica para o aprendizado, e o envolvimento dela na dor crônica já foi demonstrado em estudos humanos e em modelos animais para dor crônica.

Você já deve ter atribuído as queixas de memória como consequência da medicação utilizada no tratamento da dor. Os poucos estudos que mediram a relação entre medicação e déficits de memória não encontraram efeitos significativos. Porém, algumas pesquisas revelaram melhora da função cognitiva após o tratamento analgésico em portadores de dores crônicas, sugerindo que o alívio eficaz da dor pode reverter o comprometimento cognitivo induzido por ela.

Estimular a memória possui um efeito positivo em toda as áreas cerebrais. Sono, atividade física, alimentação, meditação e mindfulness, redução do álcool e tantos outros hábitos que auxiliam a melhorar a dor crônica também auxiliam a sua memória.

DESLIGUE O CELULAR

O relatório do iPhone de Célia mostrava que ela passava no mínimo doze horas por dia nas redes sociais. Isso sem contar o tempo utilizado em outros aplicativos.

Sei que é através das redes sociais que você consegue conectar-se com outros portadores de dores crônicas, que você encontra pessoas que entendem a sua dor e compreendem o que você sofre diariamente. Até poderia dizer que as redes sociais lhe possibilitam pertencer a uma comunidade em que você tem uma rede de apoio e permite que você também ajude outras pessoas.

No entanto, o aumento do uso das redes sociais também pode levar a um desejo constante de estar conectado. Isso pode promover experiências negativas que, por sua vez, podem afetar a saúde mental dos usuários. Pesquisas indicam que o uso excessivo de redes sociais pode estar relacionado à depressão e ansiedade.[74]

Célia me contou que usava o celular para fugir da dor, que o celular literalmente a anestesiava. É algo rotineiro portadores de dores crônicas desenvolverem determinado comportamento, como abuso de substâncias lícitas e ilícitas ou compulsão alimentar, como formas de fugir da dor.

Ela passava o dia rodando vídeos no *feed* do Instagram e do TikTok como forma de distração da dor. Eu questionei como ela se sentia em relação ao conteúdo que consumia. Ela alternava mistos de tristeza, raiva e euforia.

Lembra quando falei para você se atentar aos seus pensamentos e às suas emoções agora há pouco quando conversamos sobre catastrofização?! O mesmo vale para o uso indiscriminado do celular. Diariamente você é bombardeado com diversas informações e notícias sobre tragédias que, somadas à dor crônica e às suas preocupações rotineiras, geram um estresse basal que só piora o seu quadro.

Não adianta culpar o algoritmo do Instagram pelo conteúdo que é exibido. Ele mostra o que você gosta a partir das suas curtidas e salvamentos. Se aparecem somente notícias ruins, significa que, em algum momento, você consumiu esse tipo de conteúdo, o algoritmo entendeu que era o que você gostava e passou a exibi-lo constantemente.

Lembra-se da importância de colocar um filtro nos nossos pensamentos? Você também necessita utilizar um filtro para separar as informações que chegam até você. Comece a reparar o tipo de conteúdo que consome e que sensação ele causa em você. O contato com posts que desencadeiem frustração, tristeza, irritabilidade, angústia ou qualquer outra sensação

---

74 ULVI, O. *et al.* Social Media Use and Mental Health: A Global Analysis. **Epidemiologia**, ano 3, n. 1, p. 11-25, 11 jan. 2022. Disponível em: https://www.mdpi.com/2673-3986/3/1/2. Acesso em: 28 fev. 2023.

ruim deve ser restringido, se não eliminado. Não se esqueça de que a qualidade do seu combustível determina os seus pensamentos!

Célia também relatou que não conseguia dormir porque a cabeça estava sempre acelerada e que, quando acordava à noite, buscava o celular para assistir a mais vídeos. Olhe o perigo dessa situação! Alguns estudos demonstraram que tempo demais nas redes sociais leva a uma menor qualidade e quantidade de sono, atraso e horários irregulares para dormir e maior dificuldade para adormecer.[75]

Ocorre que, em comparação com outros programas e aplicativos, as mídias sociais mexem em proporções ainda maiores com o descanso noturno. O estímulo constante para se manter acordado pelas informações e imagens sucessivas que essas redes proporcionam provocam uma aceleração do seu estado mental. Vive-se, então, uma incompatibilidade: o cérebro precisa relaxar, mas o bombardeio das mídias não deixa. Acredito que você já tenha ficado on-line somente para dar uma espiadinha na timeline e só desligado o telefone duas horas depois.[76]

Alguns trabalhos científicos já mostram os efeitos benéficos da abstinência das mídias sociais na melhora da saúde mental. Ambos os estudos concluíram que um afastamento temporário das mídias sociais leva a melhoras significativas no bem-estar, ansiedade e depressão.

Um estudo avaliou a abstinência do Instagram com dois grupos de quarenta participantes cada um. O primeiro grupo fez uma pausa da rede social enquanto o outro grupo continuou a utilizar normalmente. O trabalho mostrou que as mulheres que abandonaram o Instagram

---

75 DORIA, S. Excesso de redes sociais prejudica o sono e a saúde mental. **Veja Saúde**, 12 mar. 2022. Disponível em: https://saude.abril.com.br/coluna/com-a-palavra/excesso-de-redes-sociais-prejudica-o-sono-e-a-saude-mental/amp/. Acesso em: 7 fev. 2023.

76 *Ibidem.*

relataram níveis significativamente mais altos de satisfação com a vida e afeto positivo do que as mulheres que continuaram usando.[77,78]

Eu não quero que você feche o livro e delete todas as redes sociais! Avalie o seu tempo de uso e as sensações que esse consumo constante provocam em você. Seja seletivo no conteúdo que você consome e, o principal, tenha um horário certo para utilizar as redes sociais. Combine com você mesmo um tempo predeterminado para pegar o celular.

Quando trocar de aparelho, se possível guarde o antigo! Deixe nele os seus aplicativos de redes sociais. Assim, eles não ficam disponíveis vinte e quatro horas por dia ao alcance de um toque na tela. No fim do dia, programe uma hora para olhar as redes sociais. Nada é tão urgente para postar que não possa aguardar algumas horas.

Conversamos sobre a importância do lazer. Quero que você se lembre das coisas que você gosta de fazer e que não envolvam o uso do celular. Vou repetir: seja racional com o uso das redes sociais!

SAIBA PEDIR E RECEBER AJUDA

No próximo capítulo, você aprenderá que não existe tratamento da dor fora do movimento. Assim como também não existe o tratamento de doenças mentais sem psicoterapia para auxiliar você nos aspectos emocionais ao redor da dor.

77 FIORAVANTI, G.; PROSTAMO, A.; CASALE, S. Taking a Short Break from Instagram: The Effects on Subjective Well-Being. **Cyberpsychology, Behavior, and Social Networking**, ano 23, n. 2, p. 107-112, 5 fev. 2020. Disponível em: https://www.liebertpub.com/doi/10.1089/cyber.2019.0400. Acesso em: 28 fev. 2023.

78 LAMBERT, J. *et al.* Taking a One-Week Break from Social Media Improves Well-Being, Depression, and Anxiety: A Randomized Controlled Trial. **Cyberpsychology Behavior Social Network**, ano 25, n. 5, p. 287-293, 10 maio 2022. Disponível em: https://www.liebertpub.com/doi/10.1089/cyber.2021.0324. Acesso em: 28 fev. 2023.

AS SUAS EMOÇÕES TÊM UM IMPACTO IMPORTANTE NA SUA DOR – SEJA DE AMPLIFICAÇÃO OU DE ATENUAÇÃO.

Certa vez, uma fisioterapeuta me encaminhou uma paciente e solicitou ajuda para encaminhá-la para um psicólogo. Eu não fiz isso logo no primeiro momento. Na maioria das vezes eu não encaminho na primeira consulta para um profissional da saúde mental. A pessoa na minha frente já teve a dor desacreditada por várias outras pessoas, está se sentindo insegura e frágil. Sempre que é possível, espero desenvolver uma relação com o portador de dores crônicas para que ele entenda que eu acredito na dor dele. E só depois que a relação de confiança é forjada, explico como também acredito que o acompanhamento com o profissional da saúde mental será essencial para a melhora daquela pessoa!

Entenda que o médico, fisioterapeuta ou nutricionista que o encaminha para um profissional da saúde mental está sendo cuidadoso com você. Alguns pontos mal resolvidos do seu passado podem influenciar a sua dor. Além do desconforto da dor, existe também aquele em lidar com emoções, traumas, medo e situações desconfortáveis. No entanto, aprender a enfrentar essas situações é importante para o alívio das suas dores.

Os sobreviventes de questões delicadas como violência e abuso sexual correm o risco de desenvolver dor crônica e outros problemas de saúde. Mais especificamente, indivíduos com histórico de estupro ou abuso sexual têm aproximadamente 2,5 a 3,5 vezes mais chances de desenvolverem fibromialgia, dor musculoesquelética crônica ou dor pélvica crônica. Algumas pessoas até se assustam quando eu questiono sobre esse assunto no consultório, mas é importante porque pode apresentar relação com a sua dor.[79]

Outra questão importante e que deve ser abordada é a ideação suicida. Falar disso em uma consulta não deve ser considerado um tabu. Todo mundo tem vontade de morrer em algum momento da vida, o problema

---

[79] HOOTEN, W. M. *op. cit.*

é quando esse pensamento fica constante, começa a fazer sentido o su-ficiente para você começar a elaborar planos.

O suicídio apresenta uma prevalência maior nos portadores de dores crônicas, que aumenta quando a dor está associada aos distúrbios do sono. A ideação suicida é um sintoma frequente em cerca de 28% a 48% dos adultos que procuram tratamento para dor crônica.

Em 1982, Dr. John D. Loeser, um dos maiores estudiosos da dor no mundo, apresentou um modelo conceitual e explicativo da experiência da dor que é tido como uma referência até hoje, e que envolve quatro elementos (como mostrado na figura a seguir). Bem, você já sabe que a dor não é puramente física e que vai muito além do estímulo doloroso (é o que chamamos de nocicepção) que a desencadeou. A nocicepção gera dor, que por sua vez gera um sofrimento intenso, que causa medo e perda da fé na vida e na melhora. Então, abordar o sofrimento gerado pela dor é necessário porque ele é também um dos responsáveis pela manutenção da dor a longo prazo.[80]

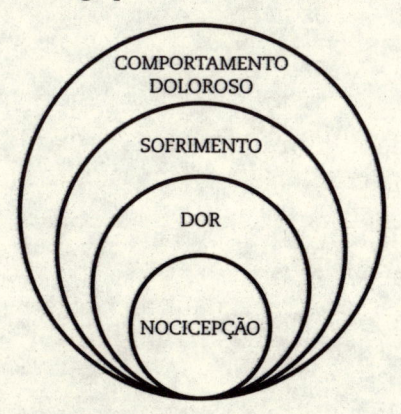

80 OLIVEIRA, C. O modelo de dor de Loeser. **Mundo Sem Dor**, [*s.d.*]. Disponível em: https://mundosemdor.com.br/o-modelo-de-dor-de-loeser/. Acesso em: 7 fev. 2023.

O trabalho em conjunto com um profissional da saúde mental pode trazer melhorias de longo prazo na intensidade da dor, melhora da sua incapacidade e retorno na qualidade de vida, e o tratamento o auxiliará no enfrentamento da sua dor. São muitas amarras que prendem você à dor. Vamos desatar nó por nó?

VOCÊ SEMPRE SE PREPARA PARA VER AS COISAS DANDO ERRADO. MAS E SE ELAS DEREM CERTO?

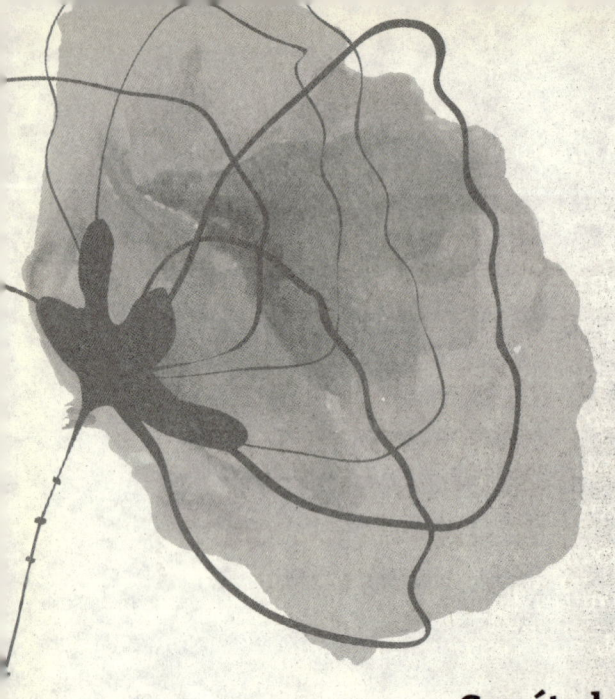

Capítulo 10

EXISTE UMA PÍLULA MÁGICA PARA A SAÚDE

SIM, EU MENTI PARA VOCÊ!

Existe, sim, a proposta de uma pílula mágica para a saúde, mas o ser humano ainda não conseguiu encapsular essa substância. Assim que a ciência evoluir o suficiente para tornar esse remédio disponível nas prateleiras de todas as farmácias, você conseguirá prevenir e tratar pelo menos 35 doenças, incluindo as dores crônicas, ao ingerir esse comprimido diariamente.

Obviamente, a posologia vai variar de acordo com cada caso. Algumas pessoas precisarão de consumo diário, outras, três vezes na semana, e alguns pacientes podem necessitar ingerir duas vezes ao dia para conseguir uma dose eficaz. Provavelmente, você já conhece essa substância que é popularmente chamada de exercício físico.

O corpo humano foi concebido e projetado para se exercitar, do início de sua existência até o fim da vida. O genoma humano pode ser rastreado até o estilo de vida das sociedades de caçadores-coletores do Paleolítico, quando a sobrevivência sempre esteve ligada à prática do exercício físico. O movimento era resultado das mudanças em busca de alimentos e também pela fuga dos predadores. Ainda hoje, a capacidade de aprender e se movimentar é um pré-requisito essencial para uma vida saudável e participação na sociedade. O próprio Hipócrates afirmou que "caminhar é o melhor remédio".[81]

O exercício físico – o movimento, na verdade – é usado com sucesso como intervenção no tratamento de doenças musculoesqueléticas, metabólicas, pulmonares, cardiovasculares, neurológicas, psiquiátricas e oncológicas. Você sabia que o exercício é um dos tratamentos mais respaldados pela ciência no caso da dor crônica?

---

[81] PAES, S. Por que o exercício físico regular é um dos melhores remédios para a saúde? **IESPE**, 17 nov. 2017. Disponível em: https://www.iespe.com.br/blog/beneficios-do-exercicio-fisico-regular/. Acesso em: 28 fev. 2023.

Sei como isso não faz sentido na sua cabeça! Mas existem diversas crenças importantes que você precisa quebrar em relação a esse tema. Você já se livrou de vários julgamentos errados ao longo deste livro e agora vamos quebrar alguns dos mais importantes em relação à dor e ao movimento. Não foi à toa que deixei este capítulo na parte final. Meu objetivo foi que, ao longo do livro, você confiasse em mim, abraçasse a ideia da dor como uma doença que não é tratada somente com medicação.

Tenho certeza de que já falaram para você reabilitar-se ou exercitar-se. Mas ninguém falou por que nem explicou o motivo como eu explicarei para você.

O MEDO DO PERIGO É PIOR QUE O PERIGO REAL

Parte de você até tremeu quando eu falei sobre a necessidade de movimentar-se. Afinal, se a dor está insuportável no repouso, imagine quando você começar a se mexer? E se você fizer algum movimento que piore tudo? Ou pior, e se o movimento provocar uma nova lesão e, consequentemente, uma nova dor?

É natural que você tenha medo de que a sua dor piore. Você quer se proteger do sofrimento físico! Como também é natural a crença de que o movimento pode desencadear novas lesões e novos quadros de dor. O problema é quando esse medo passa de um frio na barriga para algo maior que impede você de se mexer! O medo não pode chegar a um nível excessivo, até mesmo irracional, provocando limitações no seu movimento e dificuldade de aderência ao exercício físico.

Você lembra que no último capítulo conversamos sobre a catastrofização da dor? A catastrofização pode gerar um quadro de hipervigilância – um estado de alerta aumentado que torna você extremamente sensível em relação a qualquer coisa ao seu redor, ficando em busca de qualquer perigo oculto, seja de outras pessoas ou do meio ambiente. Muitas vezes, porém, esses perigos não são reais, mas geram em você um medo do movimento e da reincidência da lesão.

Durante episódios de dor, você pode ter aprendido, de maneira consciente e inconsciente, a antecipar e tentar controlar situações que poderiam prejudicar o seu corpo e amplificar o seu sofrimento. Esse processo é extremamente adaptativo, já que ele auxilia na proteção inicial da região do corpo com dor. Esse mecanismo de aprendizado tanto pode levar ao desenvolvimento de comportamentos persistentes de defesa relacionados à dor como acarretar novos medos da dor ou medos do movimento e comportamentos de evitação.[82]

O medo irracional de movimentar-se tem nome: cinesiofobia! O termo é utilizado para definir justamente esse temor excessivo, irracional e debilitante do movimento e da atividade física, que resulta em sentimentos de vulnerabilidade à dor ou em medo do agravamento ou surgimento de uma nova lesão.

Você precisa aprender sobre essa condição, ela tem que ser tratada ou desencadeará um círculo vicioso que leva ao agravamento do seu quadro! Saiba que você pode se sentir seguro para se movimentar, pois o fisioterapeuta estabelece metas alcançáveis para os portadores de dores crônicas.

A educação em dor aliada à exposição gradativa ao movimento, acompanhada de uma abordagem psicológica e cognitiva focada na diminuição do medo do movimento, auxilia na eliminação das crenças relacionadas ao receio de se mexer e se exercitar.

---

82 HOTTA, G. H. *et al.* Therapeutic Approach to Pain-Related Fear and Avoidance in Adults with Chronic Musculoskeletal Pain: An Integrative Review and a Roadmap for Clinicians. **Brazilian Journal of Pain**, ano 5, n. 1, jan. 2022. Disponível em: https://www.scielo.br/j/brjp/a/tVtCwSyJL3hV7dNpdXXxXJC/. Acesso em: 28 fev. 2023.

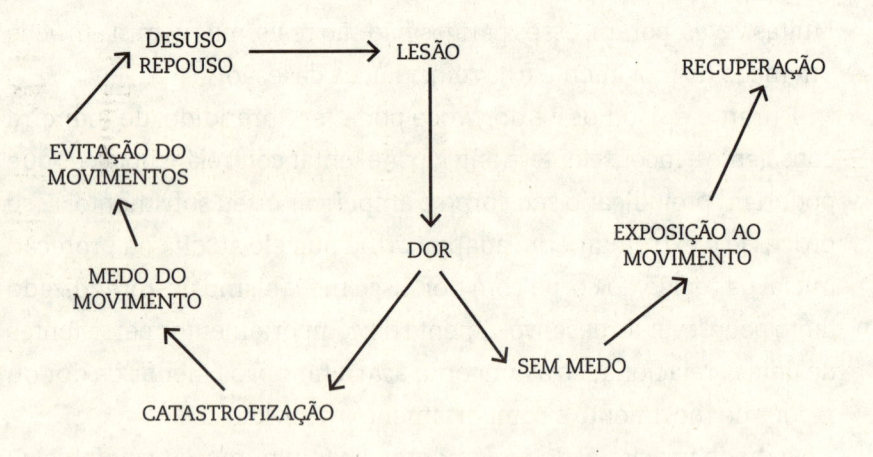

A CURA ESTÁ NO MOVIMENTO

Tanto a catastrofização da dor quanto a cinesiofobia levam o portador a um modelo "evitador", em que se tende a não se movimentar. Você precisa começar a se mover e não deve parar depois que iniciar! Como já disse, cada parte do seu corpo foi projetada para o movimento, e não para o repouso.

Pense no seu corpo como uma orquestra formada por diferentes instrumentos. Em vez de uma sinfonia elaborada, essa orquestra entrega movimento. Em vez de flautas, pianos, violinos e clarinetas, a sua orquestra é composta por músculos, tendões, fáscias, ligamentos, ossos e cartilagens que, quando funcionam de maneira harmônica, executam um movimento preciso e indolor.

Algumas vezes, um instrumento desafina e a música não fica tão boa, ou seja, o movimento pode até ser realizado corretamente, mas será realizado com dor. Tanto a dor como a limitação do movimento são sinais de que algum instrumento desafinou e a sinfonia desandou.

O CORPO HUMANO FOI CONCEBIDO E PROJETADO PARA SE EXERCITAR, DO INÍCIO DE SUA EXISTÊNCIA ATÉ O FIM DA VIDA.

Se a orquestra insistir em continuar a música e só abafar esse instrumento desafinado ("Acho que ninguém vai perceber"), acontecerá uma reação em cadeia. A música da orquestra dependia daquele instrumento. Como forma de compensar aquele que está desafinado, nem que seja para ofuscá-lo, os outros instrumentos acabaram desafinando também e a música se tornará um barulho! Sem música, não existe orquestra!

A mesma coisa acontece com o seu corpo quando alguma parte dele apresenta dor ou limitação de movimento. Outras partes do seu corpo tentaram compensar o desafinamento e serão sobrecarregadas quando acumularem a sua função e a função daquela outra parte avariada. Com certeza você já observou isso acontecer com alguém na prática!

A dor começa no joelho direito e, para poupar esse joelho, a pessoa passa a utilizá-lo menos e começa a utilizar mais a perna esquerda e a forçar outras estruturas ao redor do joelho direito! De repente, a dor no joelho direito "passa" para o joelho esquerdo e também "contamina" os dois quadris, pés e tornozelos. Isso acontece porque o repouso ou a inatividade podem causar atrofia dos músculos, diminuição da força muscular e redução da mobilidade.

Quando você afina o instrumento desafinado, evita que outros instrumentos também desafinem. Ou seja, quando você trata a limitação de movimento pela dor também evita que outros movimentos provoquem dor ou apresentem limitações. O movimento possui ação dupla: tratamento e prevenção!

O maior desafio de qualquer profissional de saúde é colocar o portador de dor crônica para se mexer! Isso acontece por razões óbvias que envolvem crenças culturais e lógicas erradas: "Se quando eu dobro meu braço, ele dói, então eu o deixarei quietinho, sem dobrar". Automaticamente você associa que somente o repouso é capaz de aliviar a sua dor!

O portador de dores crônicas necessita começar a se movimentar de maneira orientada e gradativa acompanhado por um fisioterapeuta ou educador físico! No início, até podem ocorrer dores musculares, que são as dores de adaptação ao novo movimento. Eu digo que essas são as únicas "dores do bem" que existem, porque são um sinal de que você quebrou a inércia do repouso e começou a movimentar-se.

Saiba que o repouso não alivia a sua dor. Isso não passa de um grande equívoco, conforme você aprendeu com a metáfora da orquestra! O repouso leva à piora da dor e ao espalhamento tanto dela como da limitação de movimentos. Para você ter uma ideia, o controle da dor é importante até para possibilitar que um paciente mova-se após uma cirurgia. Alguns poucos movimentos sob orientação já melhoram o resultado de uma cirurgia, função intestinal, sono, ansiedade e até impactam no controle da dor no período perioperatório.

Essa crença sobre o movimento e o repouso estão tão enraizadas em você que eu até desenvolvi um filtro do Instagram com um dos meus jargões mais clássicos para reforçar essa temática importante: "Sedentarismo: o melhor amigo da dor crônica". O sedentarismo e a inatividade física são altamente prevalentes em todo o mundo e estão associados a uma ampla gama de doenças crônicas, entre elas dores crônicas e mortes prematuras. O sedentarismo não é nada saudável e é um fator que piora a sua dor!

O movimento é tão importante no tratamento da dor que eu sempre falo que a minha maior e melhor prescrição em dor é o movimento! A partir de agora você entenderá ainda mais o porquê disso.

A FARMÁCIA CHEIA DE ANALGÉSICOS NATURAIS

O exercício físico pode reduzir a intensidade da sua dor. Assim como alguns remédios, ele também age no sistema nervoso central e produz analgesia (alívio da dor) no seu corpo – chamada de analgesia induzida pelo exercício.

Além de promover o fortalecimento e a proteção do seu corpo, ele também interfere na modulação da dor crônica. Ou seja, sentimos menos dor quando praticamos algum exercício físico, e isso acontece porque ele ativa a sua "farmácia" interna ao promover a liberação de diversas substâncias com funções analgésicas por diferentes mecanismos. O exercício ativa vários sistemas endógenos, como os sistemas opioide, serotoninérgico, noradrenérgico, endocanabinoide e aumenta as citocinas anti-inflamatórias.[83]

Você provavelmente já ouviu falar sobre o uso de opioides no controle da dor, que são uma das classes de remédios que aliviam a sensação ruim. A morfina pertence à essa classe. Um dos mecanismos de analgesia dos exercícios físicos é a liberação de opioides endógenos, entre eles a liberação de β-endorfinas e met-encefalinas, que reduzem a percepção da dor.[84]

Outras substâncias também são liberadas com a prática de exercícios físicos. A dopamina, por exemplo, vem sendo apresentada nos últimos anos como um neurotransmissor protetor da dor no sistema nervoso central e está vinculada ao prazer e à motivação. A noradrenalina também aumenta após o exercício e pode influenciar a analgesia pela sua participação na modulação da dor, e, entre outras coisas, na ativação das vias descentes de inibição da dor, da mesma forma que o aumento na concentração de serotonina após o exercício. O hormônio de crescimento também participa da modulação da dor e pode provocar a analgesia induzida por exercícios.

---

83 SANTOS, R. S.; GALDINO, G. Endogenous Systems Involved in Exercise-Induced Analgesia. **Journal of Physiology and Pharmacology**, ano 69, n. 1, p. 3-13, 1 fev. 2018. Disponível em: https://pubmed.ncbi.nlm.nih.gov/29769416/. Acesso em: 28 fev. 2023.

84 SOUZA, J. B. Poderia a atividade física induzir analgesia em pacientes com dor crônica? **Revista Brasileira de Medicina do Esporte**, ano 15, v. 2, p. 145-150, abr. 2009. Disponível em: https://doi.org/10.1590/S1517-86922009000200013. Acesso em: 28 fev. 2023.

O EXERCÍCIO É UM DOS TRATAMENTOS MAIS RESPALDADOS PELA CIÊNCIA NO CASO DA DOR CRÔNICA.

Outro fato demonstrado há alguns anos é a liberação de beta-endorfina no sangue e a regularidade da prática de exercício. Para uma mesma intensidade e duração de exercício, aqueles que praticam regularmente a atividade física liberam exponencialmente mais endorfinas que os sedentários. A beta-endorfina é uma molécula formada por 31 aminoácidos, produzida em uma área do cérebro chamada glândula pituitária. Uma vez liberada na circulação, aparece aumentada no sangue, e pode ser então detectada.[85]

Até na dor lombar, que é um tipo de dor em que os portadores mais temem o movimento, conseguimos bons resultados com a movimentação. Em comparação com outros tratamentos conservadores, o tratamento com exercícios melhorou a dor e as limitações funcionais de diversos portadores. Ou seja, o exercício proporciona que você realize movimentos que estavam limitados pela dor.[86]

Após aprender sobre tantos benefícios, você deve estar se perguntando qual o melhor exercício para os portadores de dores crônicas, número de treinos e intensidade. Embora estudos tenham constatado que o exercício produz um efeito analgésico, a prescrição permanece difícil em alguns casos, uma vez que os parâmetros ideais de exercício, como tipo e intensidade, ainda não estão bem definidos.

Quando você faz uma revisão na literatura científica, alguns trabalhos realmente provam que certas atividades podem ser melhores para determinadas síndromes dolorosas. A literatura científica também nos

---

85 ANGELI, G.; BARROS, T. Fórmula da felicidade: exercícios interferem na química cerebral e liberam beta-endorfina. **Eu Atleta**, 28 ago. 2019. Disponível em: https://ge.globo.com/eu-atleta/saude/post/2019/08/28/formula-da-felicidade-exercicios-interferem-na-quimica-cerebral-e-liberam-beta-endorfina.ghtml. Acesso em: 7 fev. 2023.

86 HAYDEN, J. A. *et al.* Exercise Therapy for Chronic Low Back Pain. **Cochrane Database of Systematic Reviews**, ano 9, n. 9, 28 set. 2021. Disponível em: https://pubmed.ncbi.nlm.nih.gov/34580864/. Acesso em: 28 fev. 2023.

mostra que é melhor o portador de dor crônica praticar um exercício do quer estar sedentário, visto que o exercício auxilia no controle da dor e de outras situações que a acompanham, como distúrbios de sono, fadiga, ansiedade, depressão, entre outros.

Isso é libertador quando pensamos na introdução da prática do exercício físico. Você pode escolher seus exercícios em conjunto com o seu profissional de saúde e levando em consideração seu gosto pessoal, seus recursos financeiros, a proximidade da sua casa e do trabalho, entre outros fatores. Conforme você estiver adaptado à prática de exercícios físicos, ocorrerá uma evolução dentro do exercício, ou a incorporação de uma nova atividade, de acordo com você e com o seu tipo de dor!

ESTRATÉGIAS PARA SE MOVIMENTAR MAIS

Observe a história de duas portadoras de fibromialgia que me procuraram no consultório. Conversei com você sobre os benefícios do exercício e lhe garanto que, no caso da fibromialgia, o movimento é um dos pilares mais importantes. Após orientá-las sobre o assunto, ambas contrataram um educador físico em casa e começaram a prática de exercícios regularmente.

Valéria entregou a chave de casa para a personal para que ela não precisasse levantar do sofá para abrir a porta. Ela também programou as compras do supermercado para serem entregues na hora do exercício. A personal me contou que sempre encontrava Valéria deitada no sofá e que era assim a rotina dela, revezando na posição deitada ou sentada, entre o quarto e a sala. Todas as refeições de Valéria eram servidas no sofá da sala. Após um ano com educador físico, três vezes na semana, Valéria continuou revezando o seu tempo entre a sala e o quarto.

Enquanto isso, Cristina encarou realmente que o movimento era sua possibilidade de cura. Ela não tinha como sair de casa e só poderia pagar um dia de personal por semana. Após um mês de exercícios físicos, já percebeu que começou a aumentar a mobilidade dentro de casa. Inclusive, fez uma lista e marcava os "quadradinhos" para avaliar como foi o seu grau de movimentação. A primeira coisa que ela fez foi reduzir a posição deitada. Passou a ficar mais tempo sentada no sofá e realizava exercícios para os braços nessa posição.

Ela deixava uma garrafa de água do lado da cama e uma do lado do sofá, mas, quando estava mais disposta, levantava-se para pegar água na cozinha. Assim como ela também "obrigou-se" a realizar suas refeições na mesa da cozinha.

Cristina necessitava realizar suas atividades em casa porque era mãe de dois filhos, de 5 e 7 anos. O marido era militar e estava na fronteira, e ela não tinha suporte de alguém que pudesse olhar os filhos. Após seis meses de exercícios, Cristina começou a realizar caminhadas à noite com os meninos para que eles pudessem caçar Pokémon. As crianças caminhavam devagar e faziam várias pausas para que pudessem capturar os bichinhos ao longo do caminho, e essas pausas eram importantes para que Cristina pudesse descansar e se recuperar antes de retomar a caminhada.

Se o repouso é um grande amigo da dor crônica, preste atenção na sua rotina e procure incorporar o movimento de maneira gradativa. Observe o que você não consegue fazer ou faz com alguma limitação. Converse com o seu educador físico ou fisioterapeuta sobre as suas maiores limitações para que você possa realizar exercícios de acordo com as suas necessidades.

POUPANÇA PARA VELHICE NÃO É SÓ DE DINHEIRO

Você sabe que deve poupar dinheiro para envelhecer com qualidade de vida. Provavelmente você é bombardeado diariamente com informações sobre investimentos, bolsa de valores, taxas, CDI e como e onde investir ou não o seu dinheiro. Uma coisa é certa e todos os economistas concordarão comigo: o ideal é você optar por um investimento que proporcione alto retorno, baixo risco e mais liquidez.

Recomendarei para você um grande investimento quando o assunto é dor crônica. O nome nem é um dos mais favoráveis, mas se você quer um alívio das suas dores e quer prevenir outros tipos de dores hoje, amanhã ou no seu processo de envelhecimento, eu afirmo que você deve investir na sua poupança de músculos.

Assim como um dinheiro mal investido leva a uma crise financeira, a falta de músculos pode acarretar uma grave crise na sua saúde. Essa "crise" financeira tem até nome derivado do grego, chama-se *sarcopenia*, que significa "perda da carne" e diz respeito à diminuição da massa muscular (massa magra) do corpo. A sarcopenia faz parte do processo de envelhecimento e é, em parte, responsável pela perda da qualidade de vida na terceira idade.

Em pessoas saudáveis, a diminuição da massa magra geralmente inicia-se após os 30 anos. No entanto, a sarcopenia não está ligada apenas ao envelhecimento. Ela representa uma perda de força e massa muscular em indivíduos mais velhos. Algumas doenças, como sedentarismo, câncer, processos infecciosos ou inflamatórios graves e traumatismos sérios, causam acelerada perda de massa muscular, algo muito mais grave do que aquela que ocorre no envelhecimento.

Os músculos possuem a função de movimentação do corpo, estabilização corporal e produção de calor, além de atuarem no sistema circulatório e nervoso. O tecido muscular também é um tecido endócrino, que, ao contrário do tecido adiposo, secreta diversas substâncias com efeitos benéficos ao corpo, entre elas: miocinas, BDNF, GLP1, inibição de fator de necrose tumoral e interleucinas, entre outros, como já vimos no capítulo em que discutimos alimentação.

A força muscular é um componente crítico da caminhada e sua diminuição em idosos contribui para uma alta prevalência de quedas.

A manutenção da massa magra também proporciona prevenção da osteoporose, grande vilã de fraturas na terceira idade. As dores decorrentes de fraturas ósseas são sempre muito intensas.[87]

Quando você pensa em dor no idoso, automaticamente pensa na articular, não é mesmo? O músculo desempenha importante papel protetor das nossas articulações e evita que elas sejam sobrecarregadas. A falta de tônus proveniente do desuso, a permanência prolongada em determinadas posições ou mesmo a fadiga pelo gesto repetitivo causam uma transferência excessiva de carga a essas estruturas, podendo provocar a dor crônica.

A dor e os distúrbios musculoesqueléticos no envelhecimento estão intimamente ligados por causa de múltiplos mecanismos que levam à perda de mobilidade e autonomia. A dor atua como um estressor durante o envelhecimento e acelera o declínio funcional e do estado de saúde. Os adultos mais velhos que sofrem com essa condição são menos ativos fisicamente, têm mais comorbidades e pior mobilidade funcional do que idosos sem dor.[88]

Quanto mais dor sentimos, maior é o declínio das atividades físicas, da massa muscular/força muscular e da autonomia e, portanto, maior é o risco de desenvolver sarcopenia e, posteriormente, maior fragilidade. Uma situação que deveria ser banalizada em 2022: idosos fazendo treinos de força. A qualidade de vida, em todas as faixas etárias, vai além da saúde física. Ela também inclui ter força vital e

87 DHILLON, R. J. S.; HASNI, S. Pathogenesis and Management of Sarcopenia. **Clinics in Geriatric Medicine**, ano 33, n. 1, p. 17-26, 8 fev. 2017. Disponível em: https://pubmed.ncbi.nlm.nih.gov/27886695/. Acesso em: 28 fev. 2023.

88 LIN, T. *et al.* Prevalence of Sarcopenia in Pain Patients and Correlation Between the Two Conditions: A Systematic Review and Meta-Analysis. **Journal of the American Medical Directors Association**, ano 23, n. 5, 2 maio 2022. Disponível em: https://pubmed.ncbi.nlm.nih.gov/35339458/. Acesso em: 28 fev. 2023.

disposição para acordar e conseguir realizar as tarefas diárias, sem limitações físicas que poderiam ser evitadas. Maria Helena passou décadas sofrendo com os efeitos de dores no joelho e na lombar e ficou livre das dores com exercícios. Assista ao vídeo disponibilizado no QR Code[89] a seguir e conheça a história dela.

Aponte a câmera do celular para o QR Code ao lado e acesse o conteúdo.

https://www.youtube.com/watch?v=4L09J-MSQ7c

A manutenção da massa muscular é feita por meio de um programa de exercícios, regulação do sono e alimentação adequada. Esse plano de treino, aliado a uma estratégia nutricional, deve ser inserido como uma parte importante e fundamental do tratamento do paciente com dor crônica.

Você precisa investir em uma "poupança" de músculos para um envelhecimento saudável e livre de dores!

---

89 VEJA como idosa de 74 anos superou as dores da artrose. 2019. Vídeo (6 min. 56 s.). Publicado pelo canal Hoje em Dia. Disponível em: https://www.youtube.com/watch?v=4L09J-MSQ7c. Acesso em: 28 jan. 2023.

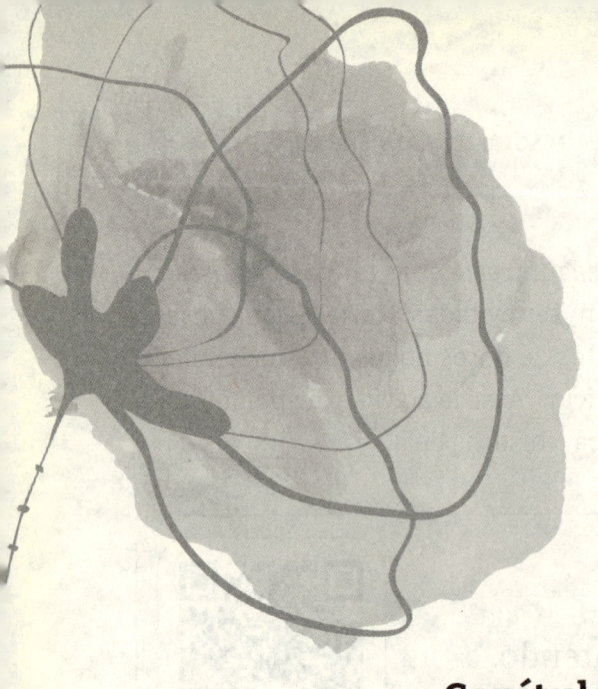

Capítulo 11

VOCÊ NÃO É MAIS A SUA DOR

TUDO BEM NÃO ESTAR BEM O TEMPO INTEIRO

Todo dia você vai acordar sem saber como estará a sua dor. Alguns dias você estará com dor leve ou até sem dor, mas também pode apresentar crises em outros dias. O objetivo do tratamento sempre será reduzir o número e a intensidade dessas crises e das dores. Cessar a crise é um momento delicado em que você precisa ser resiliente.

Você até pode ter medo de dar o próximo passo, mas lembre-se de que será mais assustador chegar daqui a um ano e pensar: *e se eu tivesse começado antes?*. Não sofra com a dor somente porque ela é familiar. Não se prenda a ela por comodismo, insegurança ou medo de não conseguir melhorar.

E se eu seguir tudo e der crise? Para fazer as coisas darem certo, eu preciso que você aguente cada vez que der errado! Resiliência é saber seguir mesmo quando as coisas não estão dando certo! Níveis mais elevados de resiliência estão associados a maiores níveis de aceitação da dor e adaptação, independentemente do tempo de sua duração. A resiliência previne o estresse emocional, sendo associada a menores níveis de depressão e ansiedade.[90]

Após toda crise, você deve retornar aos rituais que promovem o alívio das suas dores, sem desistir. Resiliência rima com insistência!

DIREÇÃO É MAIS IMPORTANTE QUE VELOCIDADE

Planeje seus passos a partir de agora! Você está com o mapa para sair da prisão da dor e retomar a sua vida. Não saia correndo desesperado e

90 SOUZA, I. *et al.* Perfil de resiliência em pacientes com dor crônica. **Cadernos de Saúde Pública**, ano 33, n. 1, 2017. Disponível em: https://doi.org/10.1590/0102-311X00146915. Acesso em: 28 fev. 2023.

com medo de voltar para dentro dela. Antes de aprender a correr, você precisa aprender a caminhar! Planeje seu passo inicial, mas garanta que ele seja curto e firme!

Eduarda me contou que a abordagem multidisciplinar da dor sempre a desanimou. Ela reconhecia a importância, mas sentia-se perdida para começar. A abordagem multiprofissional envolve muito tempo, dedicação e recursos financeiros. Sempre converso com o portador de dor na primeira consulta sobre o fato de tudo influenciar no tratamento!

Entretanto, isso não significa que você será encaminhado para todos os profissionais de todas as áreas! Significa que a dor é complexa e multifatorial. Ao avaliar um portador de dor crônica, sempre penso qual será o outro profissional de saúde que causará maior impacto na vida dessa pessoa. Sempre procuro inserir outro profissional de acordo com a principal demanda de quem está na minha frente. A mesma coisa você deve pensar após a leitura deste livro. *Qual será a medida inicial que causará maior impacto na minha vida?* Comece por ela!

Eduarda foi encaminhada para um médico especialista em sono. Foi sem dúvida o caso de insônia mais sério e desafiador com que me deparei até hoje. Após regular seu sono, as coisas começaram a acontecer naturalmente. A melhora dessa ponta do triângulo promoveu a melhora da fadiga e a partir disso ficou menos desafiador implementar as outras mudanças em seu estilo de vida.

Manter é mais difícil do que começar! Constância e rotina são duas palavras chatas, mas extremamente importantes para você a partir de agora. Para um novo hábito tornar-se uma rotina, é necessário planejamento. A incorporação gradual permite uma adequação também gradual da sua rotina a esse novo hábito. Quando ele ficar natural, você dará o próximo passo!

As mudanças propostas são capazes de agir em todas as pontas do triângulo: dor crônica, distúrbios do sono e saúde mental. Conforme você caminhar, ocorrerão mudanças que não impactarão somente a sua dor, mas farão grande diferença na sua qualidade de vida. Não espere estar motivado para começar a caminhar! Simplesmente pegue a sua força de vontade e comece! A sua força de vontade será essencial para proporcionar motivação para você continuar caminhando.

Compartilho com você um vídeo em que o ex-nadador Joel Jota fala exatamente sobre a importância da ação como combustível da motivação.[91]

Aponte a câmera do celular para o QR Code ao lado e acesse o conteúdo.

https://www.instagram.com/reel/Chm4-o7lWi9/?igshid=YmMyMTA2M2Y%3D

Você já tem o mapa e sabe o caminho para sair da prisão da dor. Mantenha o foco no próximo passo, e não na estrada inteira!

Comece a caminhar!

VOLTANDO AO PREPARO DO SOLO

A quebra de paradigmas em dor é essencial para você libertar-se dela, não permitindo que isso lhe roube a sua vida. Ao encarar a dor como uma doença ligada ao estilo de vida, você passa a compreender por que ainda não teve uma melhora satisfatória nas suas dores!

Luana era uma portadora de fibromialgia que me procurou. Ela já tinha operado, utilizava medicações específicas para controle da dor, realizava fisioterapia pélvica, estava em acompanhamento nutricional, praticava

---

91 JOEL JOTA. [**Comece HOJE que a motivação vem. Valendo?**]. 23 ago. 2022. Instagram: joeljota. Disponível em: https://www.instagram.com/reel/Chm4-o7lWi9/?igshid=Ym MyMTA2M2Y%253D. Acesso em: 28 fev. 2023.

exercícios físicos... mas continuava com dores intensas. Estava em acompanhamento com psicólogo desde o início do quadro da endometriose. Não tinha nada para alinhar com Luana em relação ao estilo de vida. Ela estava em acompanhamento com psicólogo desde o início do quadro da endometriose.

Ajustei as medicações de Luana. A melhora foi ínfima. Propus para ela a realização de um bloqueio teste de plexo hipogástrico, que é um procedimento minimamente invasivo para controle de dores pélvicas. Se ela tivesse melhora da dor, poderíamos realizar um tratamento mais definitivo nessa estrutura de transmissão da dor da região pélvica.

Ela aceitou a minha proposta e realizou o bloqueio teste. Luana ficou bem e não ocorreu retorno da dor. Depois do procedimento bem-sucedido, retiramos a medicação de Luana de maneira gradual. Ela engravidou, ganhou um filho e nunca mais teve dor.

Lembra sobre a importância do preparo do solo? Ele será responsável pelo alívio das suas dores e também por causar melhores resultados quando as intervenções terapêuticas forem necessárias.

Outro paradigma a ser quebrado é em relação à idade para começar! A regra é simples e clara: os benefícios serão colhidos a partir do momento que as mudanças forem implementadas. Não pense que isso vale somente para as dores inflamatórias ou dores musculoesqueléticas.

Contei para vocês sobre a minha palestra no congresso de Dor Oncológica sobre a influência do exercício físico e da nutrição no papel da dor oncológica, certo? Falar sobre estilo de vida durante o tratamento oncológico não deve ser considerado um tabu também porque ele pode impactar na fadiga, nas dores crônicas, no sono, nos sintomas de ansiedade e depressão e até na recidiva do câncer.

Quando voltei para Juiz de Fora, comecei a fazer atendimentos domiciliares. Parentes ligavam na clínica e solicitavam atendimento em casa porque o paciente não conseguia sair devido a dores intensas. Durante a avaliação, comecei a reparar que um componente importante das dores musculares e articulares era em decorrência da sarcopenia e da inatividade decorrentes do câncer e do seu tratamento.

Todo mundo sabe como o tratamento do câncer é debilitante, levando a uma redução da funcionalidade e da qualidade de vida – quadro que pode se estender mesmo após a cura dos pacientes. Quase um terço daqueles que sobrevivem ao câncer de mama tem uma capacidade aeróbica que não permite sua independência após a cura, mas isso pode ser minimizado com um programa de exercícios. Mulheres com câncer de mama aumentam suas chances de cura ao se exercitarem.[92]

O exercício e a reabilitação são benéficos antes, durante e após o tratamento do câncer, para os diversos tipos da doença e para uma variedade de sintomas relacionados à doença e seu tratamento. Ele causa redução da fadiga e fraqueza muscular, melhora da função cardiovascular e capacidade funcional, melhora da composição corporal e da qualidade de vida. A atividade física reduz a chance de recidivas.

O Maple Tree Cancer faz um trabalho fantástico nessa área. Eles são referência internacional em exercícios físicos para pessoas com diagnóstico de câncer, e desenvolvem programas de exercícios gratuitos e orientação nutricional para ajudar a aliviar alguns dos principais efeitos colaterais relacionados a vários tipos de tratamento da doença. O projeto recebe pacientes com tumores em qualquer etapa do tratamento ou da remissão, para auxiliá-los a viver com mais qualidade.[93]

---

92 IDORN, M.; THOR STRATEN, P. Exercise and Cancer: From "Healthy" to "Therapeutic"?. **Cancer Immunology, Immunotherapy**, ano 66, n. 5, p. 667-671, 21 mar. 2017. Disponível em: https://www.ncbi.nlm.nih.gov/pmc/articles/PMC5406418/. Acesso em: 28 fev. 2023.

93 MAPLE Tree Cancer Alliance. Disponível em: https://mapletreebrasil.org. Acesso em: 7 fev. 2023.

E quando conseguimos aliar isso a uma ingestão adequada de nutrientes, evitamos que o paciente tenha uma redução da sua massa magra e sofra menos com efeitos colaterais do tratamento, como redução do apetite, náuseas, vômitos, constipação, diarreia... Todos os pacientes de câncer deveriam ter acompanhamento nutricional para orientações e intervenções, e esse processo deve ser realizado com um nutricionista especializado, visto que o tipo de tumor, de quimioterapia ou de radio interfere no plano nutricional a ser definido!

"Existem profissionais que, quando inseridos precocemente no tratamento, fazem um diferencial danado: o nutricionista oncológico e o fisioterapeuta ou educador físico" e "tratamento da dor no paciente oncológico deve ser instalado de maneira precoce". Foram essas frases em uma aula que fizeram dois alunos me procurarem quando o pai deles teve o diagnóstico de câncer pancreático.

Eles queriam trazer o pai a Juiz de Fora para começar o tratamento de dor de maneira precoce. Orientei a não fazerem isso, pois havia um profissional excelente na cidade deles. Eu lhes disse também que levassem o pai para acompanhamento com nutricionista oncológico e já iniciassem uma rotina de exercícios com um educador físico. Os planos terapêuticos desses dois profissionais foram feitos de acordo com o planejamento da quimioterapia. O pai deles teve todos os efeitos colaterais do tratamento contornados e o acompanhamento precoce com um médico de dor proporcionou que ele não sentisse dores.

Mudanças de estilo de vida trazem benefícios para qualquer pessoa, em qualquer faixa etária!

EU VEJO VOCÊ

Com certeza você já assistiu ou escutou falar sobre o filme *Avatar*. O filme conta a história de Jake, um ex-fuzileiro estadunidense que viaja para Pandora, uma lua extraterrestre, onde encontra diversas e estranhas formas de vida. O local é também o lar dos Na'Vi, povo nativo de Pandora, que, apesar de primitivos em relação à terra, possuem maior capacidade física que os humanos. Os Na'Vi têm três metros de altura, pele azulada e vivem em paz com a natureza. Se você assistiu ao filme, lembra que os Na'vi em vez de dizer "eu te amo" diziam "eu vejo você".

Eu sou eu, você é você e nós somos diferentes e estamos em posições diferentes perante a dor. Vejo você como uma pessoa portadora de dor crônica que sofreu muito em decorrência da sua condição e das limitações impostas por ela. Mas o meu maior desejo é que você saiba que você não é o seu diagnóstico! Não vejo você como uma doença e espero que neste momento você também não se veja mais assim.

Já contei no Instagram a história de um aluno que me ligou e perguntou: "Professora, estou com um paciente de 45 anos com espondilite anquilosante. O que eu faço?". E eu simplesmente respondi que não sabia! Profissionais de saúde não devem tratar doenças, e sim doentes! Na minha vida profissional, eu enxerguei Isabela, que por acaso tinha endometriose, ou Guilherme, que aliás, tinha uma radiculopatia. Isabela e Guilherme transcendem suas condições, são pessoas reais, e não doenças!

Você é uma pessoa com uma vida inteira apesar da dor. Se parar e olhar o que se passa dentro de você, é possível reconhecer suas forças, fragilidades e também perceber como anda o seu diálogo interno. Reflita como está a sua comunicação intrapessoal em relação à dor e à sua vida. Reflita o que mudou e o que precisa mudar após a leitura deste livro.

Você é a primeira pessoa que "escuta" os seus pensamentos. A sua fala interior torna-se o seu pensamento, que cria perguntas, hipóteses e simultaneamente respostas, todas conectadas a vários elementos presentes em você, que são: desejos, emoções, experiências de vida, crenças, valores, traumas, frustrações, a cultura familiar e social, expectativas – e tudo isso resulta na singularidade da sua visão de mundo.

O seu modelo de mundo está causando alguma resistência na quebra dos padrões que aliviam as suas dores? Ele está tornando você o seu diagnóstico? Aprenda a se escutar!

Eu vejo a sua dor, mas não defino você por ela! Nem você deveria! Permita-se se enxergar novamente!

LEMBRETE IMPORTANTE:

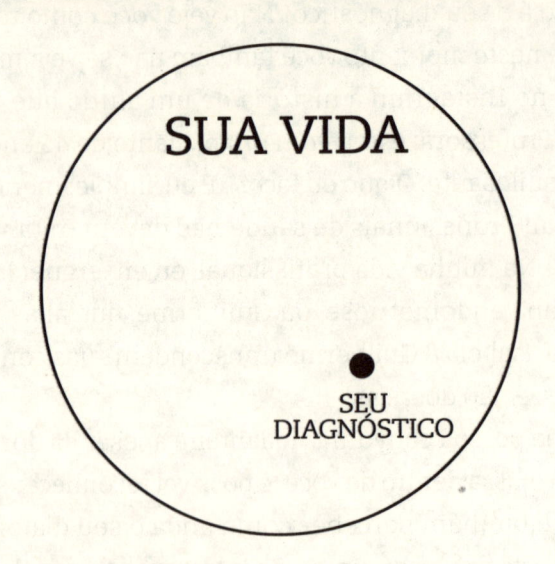

APÓS TODA CRISE, VOCÊ DEVE RETORNAR AOS RITUAIS QUE PROMOVEM O ALÍVIO DAS SUAS DORES, SEM DESISTIR. RESILIÊNCIA RIMA COM INSISTÊNCIA!

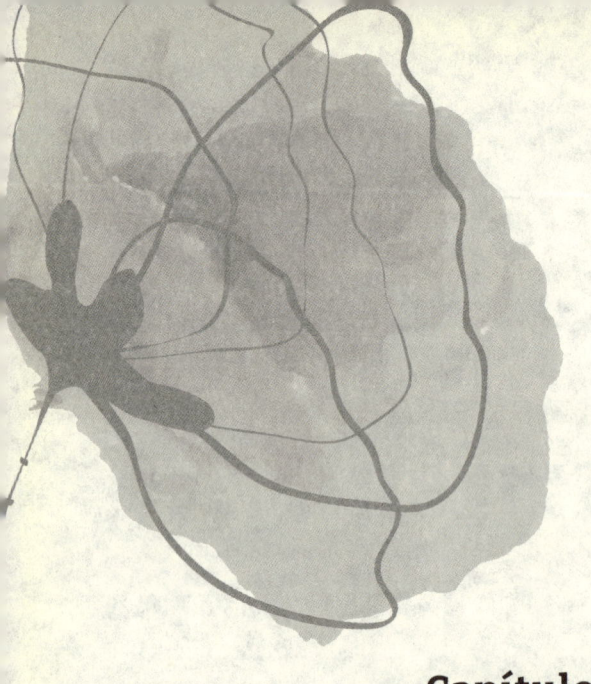

Capítulo 12

UMA VIDA PLENA APESAR DA DOR

"EU TÔ COMIGO ATÉ O FINAL"

Na introdução do livro, falei que nos últimos anos eu estive no lugar certo, na hora certa e com as pessoas certas. Após assinar o contrato com a Editora Gente, fui para o meu consultório atender. O primeiro paciente faltou à consulta. Então, o meu segundo paciente se tornou o meu primeiro paciente do dia.

Era uma portadora de fibromialgia que eu estava acompanhando havia dezoito meses. E era uma mulher cuja história transmite exatamente o DNA do meu atendimento, que você conheceu ao longo dos últimos capítulos. Chamaremos ela de Maria.

Maria é uma mulher de 65 anos, casada, dois filhos e uma filha e com o diagnóstico de fibromialgia. Se a dor crônica já é um tabu, considere que a fibromialgia é o maior deles. As mulheres portadoras de fibromialgia são, sem dúvida, as que mais sofrem por preconceito e falta de acolhimento.

Maria chegou pela primeira vez deprimida, de cabeça baixa, ombros curvados, com os cabelos presos em um rabo de cavalo e começou a contar sua história de vida baixinho. A consulta inteira foi assim, exceto em um momento específico, quando me contou que gostava de artesanato e que trabalhava com isso. Outra pessoa tinha surgido na minha frente. Não era mais a mesma mulher. Não foi nem a postura e nem a elevação e firmeza da voz que me chamou atenção. Foi o brilho nos olhos!

Mas o desamparo voltou a inundá-la e o brilho nos olhos desapareceu quando Maria começou a me contar que apresentava diversos problemas em casa e na família. Além da fibromialgia, estava com a diabetes e a hipertensão descontroladas, não dormia à noite e tinha bruxismo. Maria já havia rodado por diversos médicos para tratar a fibromialgia, mas era sempre a mesma coisa, as mesmas medicações e o tal do "fazer exercício", sem nunca entender o porquê disso.

A Maria que retornou à consulta, após eu ter assinado o contrato com a editora, era outra pessoa. Cabelo solto, pele viçosa, postura determinada, conversando sorridente e com um brilho no olhar que durou a consulta inteira.

A Maria de hoje é dona da vida dela! Ela faz pilates e caminha, sendo que antes não tinha disposição nem para as tarefas simples do dia a dia. A Maria de hoje dorme bem e se alimenta de maneira mais saudável. Ela abriu uma conta bancária, criou um MEI e oficializou o artesanato como fonte de renda.

A Maria de hoje continua com os mesmos problemas em casa? Sim. Mas ela mudou a maneira de lidar com eles. Delegou aos filhos e ao marido a responsabilidade pelas próprias refeições e pela arrumação da casa. Maria ainda cozinha toda semana para a família, mas somente quando está disposta. Ela prioriza sua vida, seu tratamento, o artesanato e o seus momentos de descanso! As medicações de Maria foram reduzidas drasticamente nos últimos meses!

Sabe quais medicações eu prescrevi para a Maria? As mesmas que todos os outros médicos. Ela não tomou nenhum remédio "novo". Ela tomou os mesmos remédios, porém em combinações e estratégias diferentes. Duas coisas foram diferentes no tratamento atual de Maria: primeiro, ela aprendeu sobre a fibromialgia com a descrição de suas consequências, sobre o tratamento da dor e sobre as repercussões no estilo de vida dela. Aquela frase do início do livro... lembra? "Aquele que tem um porquê para viver pode enfrentar quase todos os comos", do Frankl. Maria sabia por que deveria seguir cada parte do tratamento, que foi moldado para ela conseguir fazer o que gostava, o seu trabalho de artesã, de maneira mais confortável. Um atleta não se prepara para um campeonato? Maria se preparou para ampliar suas atividades no artesanato. Segundo, Maria entendeu que, comparando o tratamento de dor crônica a um filme, ela precisava atuar como protagonista da sua história e que o cenário principal da sua jornada era fora do meu consultório!

Na semana de entrega do livro para a editora, recebi dezenas de *directs* no Instagram comentando um post da escritora Tati Bernardi, que recebeu diagnóstico de fibromialgia há dez anos. Ela fez de tudo e ainda continua com dor, hora leve, hora intensa, mas constante. Ela pede licença pelo post médico e manifesta o desejo de falar sobre isso e fazer uma série documental sobre dor crônica em mulheres. Concordo! Nós devemos conversar mais sobre dor![94]

Conversar principalmente com portadores de dores crônicas que não devem mais ser silenciados! Você merece ter voz e merece ser escutado pelos profissionais de saúde e pelo seu círculo social. Você e sua dor merecem respeito! Saiba que quem tem voz se empodera! Isso lhe proporciona autonomia, entendimento sobre a sua situação e poder para tomar as decisões mais assertivas para o alívio das suas dores.

LIBERDADE É O DIREITO DE TRANSFORMAR-SE

A sua liberdade de ir e vir é garantida em nossa Carta Magna e também é conferida a todo cidadão pela Declaração dos Direitos Humanos da ONU, assinada em 1948. O **direito à vida** também é assegurado pela mesma declaração. Esse direito garante proteção à vida[95] e pode ser

---

94 TATI BERNARDI. [**Desculpa o tema médico mais uma vez, mas acho que conversar sobre dor crônica pode ajudar muita gente**]. 19 jan. 2023. Instagram: tatibernardi. Disponível em: https://www.instagram.com/p/Cnmt4SKgDE-/. Acesso em: 7 fev. 2023.

95 CONSELHO NACIONAL DO MINISTÉRIO PÚBLICO. **Guia de atuação ministerial: orientações sobre o direito à acessibilidade**. Disponível em: https://www.cnmp.mp.br/portal/images/stories/Destaques/Publicacoes/Acessibilidade/Guia_Orientaçao_Acessibilidade_2014_Rebecca__2.pdf_Atualizado_26_03_14_Workshop_2014.pdf. Acesso em: 7 fev. 2023.

entendido tanto como o direito a "permanecer vivo" quanto a ter uma existência digna.

A dor se julga acima da lei e não respeita nem a sua liberdade e nem o seu direito de ter uma existência digna. Ela é acompanhada por um grupo de infratores de leis, que são as outras doenças crônicas. Esses delinquentes, liderados pela dor, são responsáveis por acabar com a sua vida!

A expectativa de vida da população aumentou substancialmente nas últimas décadas, e junto com o envelhecimento da população ocorreu um aumento no número de doenças crônicas, como a dor crônica, diabetes, doenças cardiovasculares, câncer, entre outras.

Essas doenças podem reduzir a sua expectativa de vida em 7,5 e 10 anos! Você poderia me rebater e dizer: "Ainda assim vou viver mais do que os meus pais e meus avós". Embora você saiba que terá sua chance de viver mais, não significa necessariamente que vá viver melhor! O importante aqui não é somente viver mais tempo, mas como você quer viver as últimas décadas da sua vida.

Os fatores de estilo de vida modificáveis que incluem tabagismo, atividade física, ingestão de álcool, peso corporal e dieta afetam a expectativa de vida total e a incidência de doenças crônicas. Estudos mostram que esses fatores podem contribuir com até 60% das mortes prematuras.[96]

Para você tratar uma doença e seus sintomas, é fundamental interferir nos fatores que a desencadearam. Quando a doença está instalada, é óbvio que você precisa tratá-la! Ao mesmo tempo, também precisa mudar tudo que proporcionou a instalação dessa doença. Tenha em

---

[96] LI, Y. *et al.* Healthy Lifestyle and Life Expectancy Free of Cancer, Cardiovascular Disease, and Type 2 Diabetes: Prospective Cohort Study. **BMJ**, ano 2020, n. 368, 8 jan. 2020. Disponível em: https://doi.org/10.1136/bmj.l6669. Acesso em: 28 fev. 2023.

mente que seu estilo de vida contribui para o surgimento e a manutenção de diversas doenças crônicas, entre elas a dor crônica!

Acho a imagem da árvore didática e importante. Cada escolha que você tomar e cada ação que executar determinarão a sua saúde e impactarão a sua qualidade de vida hoje e, principalmente, no futuro. Sei que você possui uma consciência sobre a ligação entre o estilo de vida e doenças crônicas e que esta leitura também contribuiu para desenvolver o assunto. Seja pela vida corrida, por comodismo ou pelo fato de conseguir levar a vida hoje dessa maneira, você adota uma rotina que contribui para a geração de dor e outras doenças.

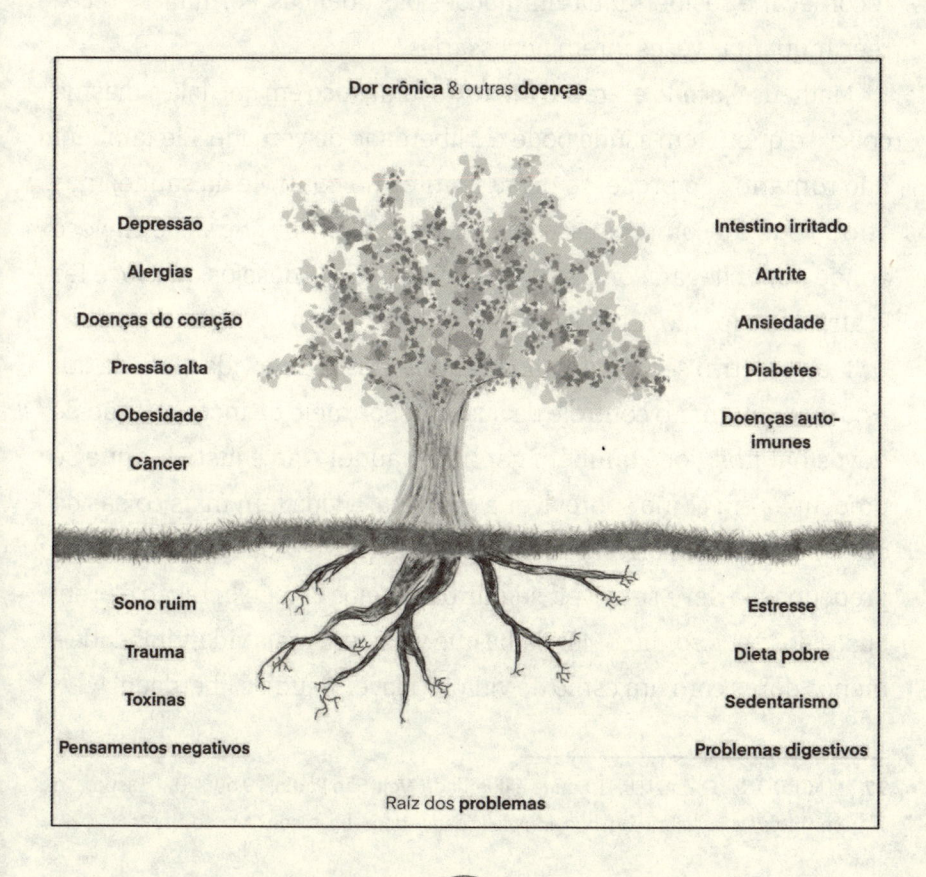

Ao longo do livro, você aprendeu que fatores que desencadeiam e mantêm a dor crônica são também responsáveis pela geração e manutenção de outras doenças crônicas. Quando você altera esses fatores, já consegue sentir melhora no dia a dia.

Provavelmente em algum momento você se sentiu preso em relação a tantas orientações. Não pense que os hábitos saudáveis vão restringir você. Pelo contrário, apesar de inicialmente parecer um peso com tantas obrigações, você será livre em decorrência das suas escolhas saudáveis! Não importa a sua idade, doença ou o número de comprimidos que toma diariamente, todo dia você tem uma oportunidade de recomeçar e se libertar das limitações das doenças. Permita-se recomeçar quantas vezes forem necessárias.

Matheus Macêdo escreveu um texto fantástico em que fala a mesma coisa: só quem tem saúde pode ter liberdade de verdade. Ele também não romantiza o processo de se manter no controle da saúde, mas afirma que é o compromisso com os seus objetivos que vai levar você aonde quer chegar. Por isso, foque a sua lista de desejos que você fez lá atrás no capítulo 4, um item de cada vez.[97]

Meu objetivo sempre foi mostrar que existe uma vida além da dor e que, ao retomar o controle da sua vida por meio da incorporação de novos hábitos, você também ganhará saúde! Não é justo ter que se preocupar em como sobreviver a cada dia, a vida tem mais coisas do que apenas viver correndo atrás de um estilo de vida saudável! A sua preocupação deve ser viver, seguir os desejos do seu coração e ir em busca dos seus sonhos. Mas saiba que você terá mais vida, vitalidade e menos dores com um estilo de vida saudável. Saúde é liberdade!

97 MACÊDO, M.; GALANTE, H. Saúde é liberdade. **Veja São Paulo**, 29 out. 2021. Disponível em: https://vejasp.abril.com.br/coluna/felicidade/saude-liberdade/. Acesso em: 7 fev. 2023.

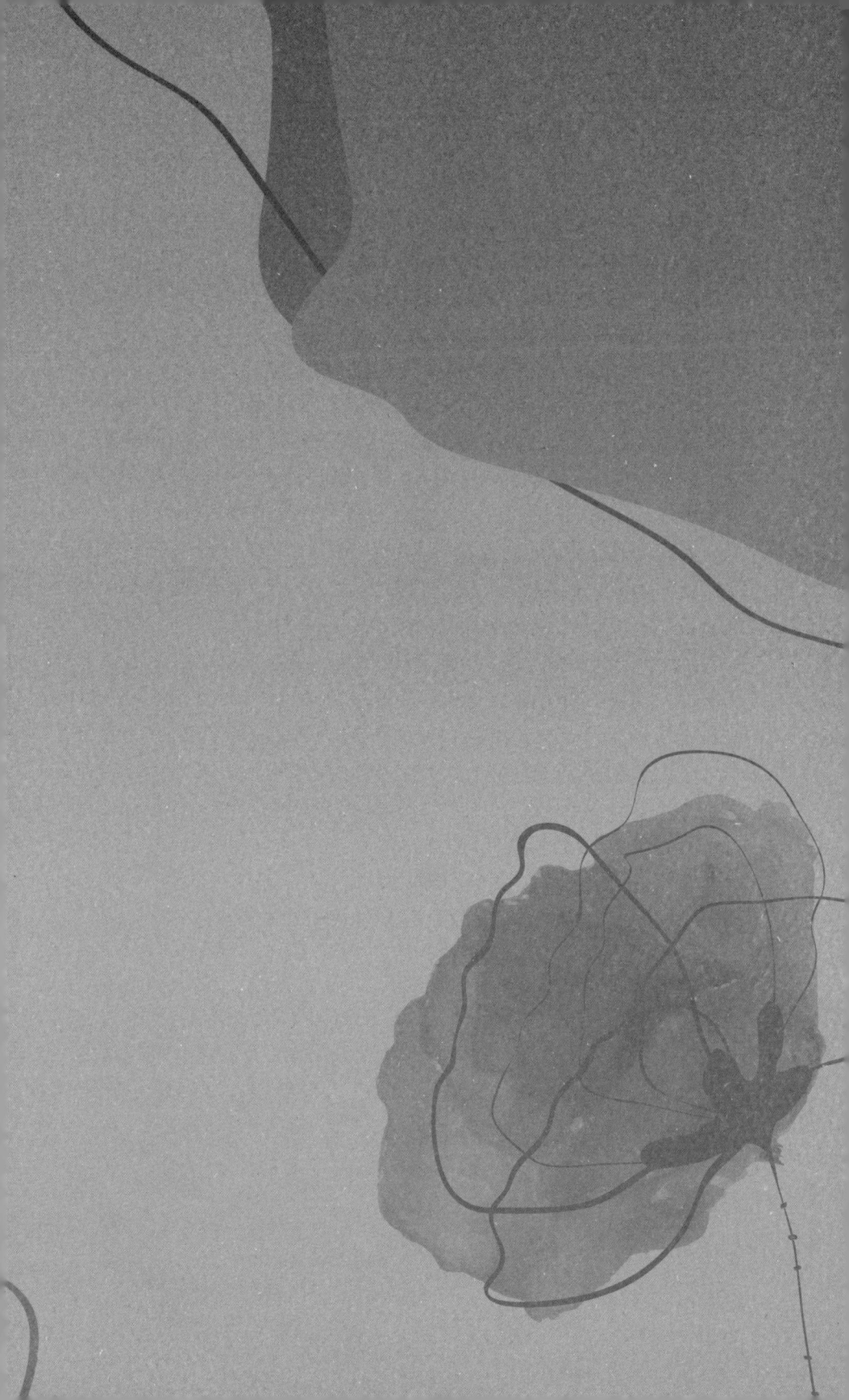

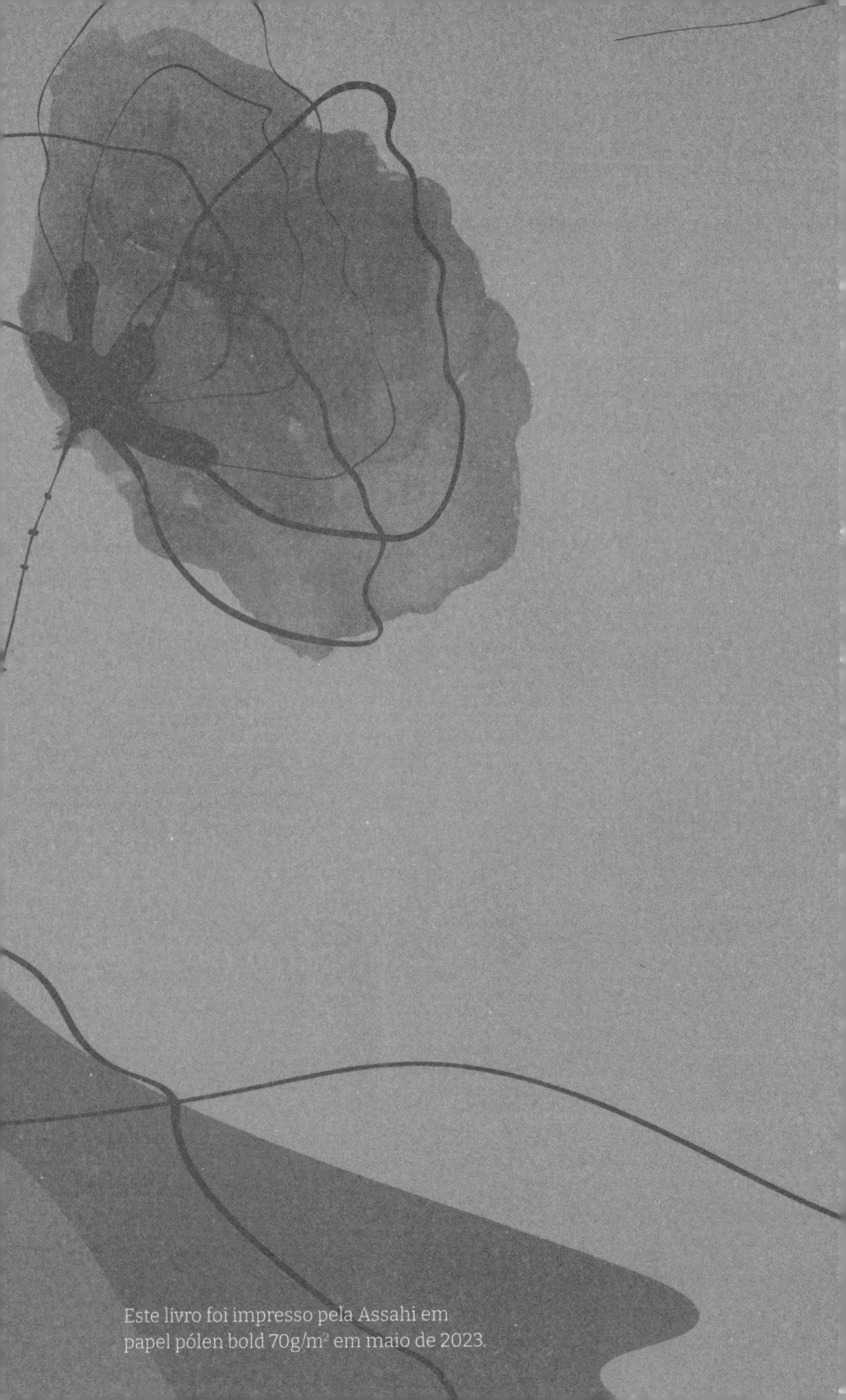

Este livro foi impresso pela Assahi em
papel pólen bold 70g/m² em maio de 2023.